U0248130

临床诊疗学与中西医药物应用

主　编　张康梅　王晓静　刘　帝
　　　　马从云　张娇珑　王　芹

汕頭大學出版社

图书在版编目（CIP）数据

临床诊疗学与中西医药物应用 / 张康梅等主编. --
汕头：汕头大学出版社，2023.7
ISBN 978-7-5658-5076-9

Ⅰ. ①临… Ⅱ. ①张… Ⅲ. ①中西医结合－用药法
Ⅳ. ① R452

中国国家版本馆 CIP 数据核字（2023）第 130082 号

临床诊疗学与中西医药物应用
LINCHUANG ZHENLIAOXUE YU ZHONGXIYI YAOWU YINGYONG

主　　编：张康梅　王晓静　刘　帝　马从云　张娇珑　王　芹
责任编辑：黄洁玲
责任技编：黄东生
封面设计：刘梦杏
出版发行：汕头大学出版社
　　　　　广东省汕头市大学路 243 号汕头大学校园内　　邮政编码：515063
电　　话：0754-82904613
印　　刷：廊坊市海涛印刷有限公司
开　　本：710mm×1000mm　1/16
印　　张：12
字　　数：200 千字
版　　次：2023 年 7 月第 1 版
印　　次：2024 年 3 月第 1 次印刷
定　　价：128.00 元
ISBN 978-7-5658-5076-9

编委会

近年来，随着基础医学理论与技术的蓬勃发展，临床医学内容的不断更新与深入，人们生活环境条件的不断变化，临床上常见病的疾病谱也在逐渐改变，疾病的诊断、治疗手段也在不断进步。药物是防治疾病的有力武器，在现代医疗中占有非常重要的地位。随着国内外医药行业的发展，越来越多的药物与剂型进入临床使用。药物与人体之间可互相影响。因此，对症用药是每位临床医师随时需要面临的考验，也是临床医师需要不断研究的课题。为适应这一需要，不断总结和丰富临床诊治经验，提高内科医师解决常见和疑难问题的能力，特编写本书。

本书结合临床用药现状和实践经验，阐述了呼吸系统疾病、循环系统疾病、神经系统疾病、消化系统疾病、血液系统疾病等的诊疗与中西医药物应用内容。在编写中，编者坚持内容完整性、启发性、多样性的原则，力求创新，资料新颖，科学实用，希望能为广大医药同仁提供参考和帮助。

由于医药涉及面广，内容繁多，加之编者众多，认知水平有限，尽管在编写的过程中反复校对、多次审核，但书中难免有不足和疏漏之处，望读者不吝赐教，提出宝贵意见，以便再版时修订。谢谢！

Contents

第一章　呼吸系统疾病诊疗与中西药物应用

第一节　支气管哮喘

支气管哮喘简称哮喘，是由多种细胞（包括嗜酸粒细胞、肥大细胞、T淋巴细胞、中性粒细胞、平滑肌细胞、气道上皮细胞等）及细胞组分参与的气道慢性炎症性疾病。临床表现为反复发作的喘息、气急、胸闷或咳嗽等症状，常在夜间及凌晨发作或加重，多数患者可自行缓解或通过治疗后缓解，同时伴有可变的气流受限和气道高反应性。

全球哮喘患者至少有3亿人，我国约3000万人。近年来，全球哮喘的患病率仍呈上升趋势，发达国家高于发展中国家，城市高于农村。

一、临床表现

（一）症状

典型的哮喘症状为发作性伴有哮鸣音的呼气性呼吸困难。症状可在数分钟内发生，持续数小时或数天，可自行缓解，或经平喘药物治疗后缓解，伴或不伴胸闷、咳嗽；夜间及凌晨发作多见，常与接触变应原、冷空气、物理性刺激、化学性刺激及运动、呼吸道感染等因素相关。

哮喘症状在运动时出现，多见于青少年，称为运动性哮喘。此外，临床还有部分无喘息症状的不典型哮喘，如以咳嗽为唯一主要症状的不典型哮喘称为咳嗽变异性哮喘。以胸闷为唯一或主要症状的不典型哮喘称为胸闷变异性哮喘。

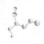

（二）体征

哮喘缓解期可无异常体征，发作时呼气相延长，双肺闻及广泛的哮鸣音；伴有呼吸道感染时，可闻及湿啰音。但重症哮喘发作时，哮鸣音反而减弱，甚至消失，称为"沉默肺"，为病情危重之象。长期反复发作者可伴有肺气肿体征。

（三）常见并发症

发作时可并发气胸、纵隔气肿、肺不张，长期反复发作和感染可并发慢性阻塞性肺疾病、慢性肺源性心脏病、支气管扩张症等。

二、辅助检查

（一）痰液检查

部分患者痰涂片或诱导痰细胞学分类中嗜酸粒细胞比例升高。

（二）肺功能检查

1.肺通气功能

发作时表现为阻塞性通气功能障碍，用力肺活量（FVC）正常或下降，一秒用力呼气容积（FEV_1）、一秒率（$FEV_1/FVC\%$）及最大呼气流量（PEF）均下降，残气量（RV）增加。气流受限的重要指标是$FEV_1/FVC<70\%$或FEV_1占预计值百分比$<80\%$。缓解期上述通气功能指标可恢复正常，若长期反复发作者，其通气功能可逐渐下降。

2.支气管激发试验

支气管激发试验是检测气道高反应性最常用、最准确的检查方法。目前常用的直接吸入激发剂为醋甲胆碱和组胺，也可用变应原、高渗盐水、运动、冷空气等间接刺激为激发剂。支气管激发试验阳性是不典型哮喘和咳嗽变异型哮喘的重要诊断条件之一，也是哮喘临床治疗效果评估的重要方法之一。FEV_1或PEF较基础值下降$\geq20\%$，为支气管激发试验阳性，提示存在气道高反应性。此试验适用于哮喘非发作期，FEV_1占预计值$\%>70\%$的患者。

3.支气管舒张试验

支气管舒张试验用于测定气道的可逆性改变。常用的吸入型支气管舒张剂为速效β₂受体激动剂（如沙丁胺醇或特布他林）和短效胆碱能受体拮抗剂（如异丙托溴铵），其中以沙丁胺醇最为常用。给予支气管舒张剂，若FEV_1和（或）FVC较用药前增加12%且绝对值增加≥200mL，则为支气管舒张试验阳性，提示存在可逆性的气道阻塞。此试验适用于基础肺功能FEV_1占预计值百分比<70%的患者。

4.PEF及其变异率

哮喘发作时PEF下降，监测PEF日间、周间变异率有利于哮喘的诊断和病情评估。平均每日昼夜变异率>10%（连续7日，每日PEF昼夜变异率之和除以7），或PEF周变异率>20%{（2周内最高PEF值–最低PEF值）/[（2周内最高PEF值＋最低PEF）×1/2]×100%}，提示存在可逆性的气道改变。

（三）胸部X线/CT检查

哮喘缓解期可无明显异常；发作期胸部X线可表现为双肺透亮度增高，呈过度充气状态；胸部CT可见部分患者出现支气管壁增厚、黏液阻塞等征象。影像学检查可协助排除其他疾病，并有助于发现气胸、纵隔气肿、肺不张等并发症。

（四）动脉血气分析

轻中度哮喘发作时，二氧化碳分压（$PaCO_2$）不升高或下降，动脉血氧分压（PaO_2）可正常或降低，pH可升高，表现为过度通气、呼吸性碱中毒。若病情进一步恶化，可出现缺氧，甚至伴有CO_2潴留。当$PaCO_2$较前升高，即使在正常范围，也提示病情加重，要警惕严重气道阻塞的发生。

（五）特异性变应原检测

变应原检测、血清特异性IgE测定、结合病史有助于哮喘的病因诊断，了解其发生和加重的危险因素。血清总IgE可帮助确定特异性免疫治疗方案，但两者均不能作为哮喘确诊的依据。

（六）呼出气一氧化氮测定

哮喘患者未控制时呼出气一氧化氮（FeNO）升高，糖皮质激素治疗后可降低。故而，FeNO测定可用于评估气道炎症和哮喘控制水平，也可以用于

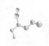

判断吸入激素治疗的反应。美国胸科学会推荐FeNO的正常参考值为健康儿童5～20ppb，成人4～25ppb。

三、诊断

（一）诊断标准

（1）反复发作喘息、气急，伴或不伴胸闷或咳嗽，夜间及晨间多发，常与接触变应原、冷空气、物理性刺激、化学性刺激及上呼吸道感染、运动等有关。

（2）发作时双肺可闻及散在或弥漫性的哮鸣音，呼气相延长。

（3）上述症状和体征可经治疗缓解或自行缓解。

（4）排除其他疾病所引起的喘息、气急、胸闷和咳嗽。

（5）可变气流受限的客观检查：

①支气管激发试验阳性。

②支气管舒张试验阳性。

③PEF平均每日昼夜变异率＞10%，或PEF周变异率＞20%。

符合以上（1）～（4）条和第（5）条中任意一项者，可诊断为哮喘。

（二）分期

根据临床表现哮喘可分为急性发作期、慢性持续期和临床缓解期。

（1）急性发作期。喘息、胸闷、气急、咳嗽等症状突然发生，或原有症状明显加重，并以呼气流量降低为其特征。

（2）慢性持续期。每周均有不同程度和（或）不同频度的喘息、气急、胸闷、咳嗽等症状。

（3）临床缓解期。患者没有喘息、气急、胸闷、咳嗽等症状，并维持1年以上。

（三）分级

1.非急性发作期严重程度分级

（1）根据慢性持续期分级。根据白天、夜间哮喘症状的发生频率和肺功能结果分为间歇状态、轻度持续、中度持续和重度持续4级（表1-1），更多用于临床研究。

表1-1　哮喘非急性发作期病情严重程度的分级

分级	临床特点
间歇状态（第1级）	症状＜每周1次
	短暂出现
	夜间哮喘症状≤每月2次
	FEV$_1$占预计值百分比≥80％或PEF≥80％个人最佳值，PEF变异率＜20％
轻度持续（第2级）	症状≥每周1次，但＜每日1次
	可能影响活动或睡眠
	夜间哮喘症状＞每月2次，但＜每周1次
	FEV$_1$占预计值百分比≥80％或PEF≥80％个人最佳值，PEF变异率为20％～30％
中度持续（第3级）	每日有症状
	影响活动和睡眠
	夜间哮喘症状≥每周1次
	FEV$_1$占预计值百分比为60％～79％或PEF为60％～79％个人最佳值，PEF变异率＞30％
重度持续（第4级）	每日有症状
	频繁出现
	经常出现夜间哮喘症状
	体力活动受限
	FEV$_1$占预计值百分比＜60％或PEF＜60％个人最佳值，PEF变异率＞30％

（2）根据治疗级别分级。这在临床治疗中更为实用。根据达到哮喘控制所采用的治疗级别分为轻度、中度和重度哮喘。轻度是指第1级、第2级治疗能完全控制者；中度是指第3级治疗能完全控制者；重度是指需要第4级或第5级治疗才能完全控制，或者仍不能达到控制者，详见表1-2。

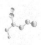

表1-2 哮喘患者长期（阶梯式）治疗方案

治疗方案	第1级	第2级	第3级	第4级	第5级
推荐选择控制药物	不需使用药物	低剂量ICS	低剂量ICS/LABA	中/高剂量ICS/LABA	加其他治疗，如口服激素
其他选择控制药物	低剂量ICS	白三烯受体拮抗剂（LTRA）	中/高剂量ICS	中/高剂量ICS/LABA加LAMA	加LAMA
		低剂量茶碱	低剂量ICS/LTRA（或加茶碱）	高剂量ICS/LTRA（或加茶碱）	IgE单克隆抗体
缓解药物	按需使用SABA	按需使用SABA	按需使用SABA或低剂量布地奈德/福莫特罗或倍氯米松/福莫特罗	按需使用SABA或低剂量布地奈德/福莫特罗或倍氯米松/福莫特罗	按需使用SABA或低剂量布地奈德/福莫特罗或倍氯米松/福莫特罗

注：低剂量ICS指每日吸入布地奈德（或等效其他ICS）200～400μg，中剂量为＞400～800μg，高剂量为＞800μg

2.急性发作期严重程度分级

哮喘急性发作期严重程度可分为轻度、中度、重度及危重。对病情做出正确评估，可指导及时有效地抢救治疗，详见表1-3。

表1-3 哮喘急性发作时病情严重程度的分级

临床特点	轻度	中度	重度	危重
气短	步行、上楼时	稍事活动	休息时	
体位	可平卧	喜坐位	端坐呼吸	
谈话方式	连续成句	单词	单字	不能讲话
精神状态	可有焦虑，尚安静	时有焦虑或烦躁	常有焦虑、烦躁	嗜睡或意识模糊
出汗	无	有	大汗淋漓	
呼吸频率	轻度增加	增加	常＞30次/min	
辅助肌活动及三凹征	常无	可有	常有	胸腹矛盾运动
哮鸣音	散在，呼吸末期	响亮、弥漫	响亮、弥漫	减弱乃至无

续表

临床特点	轻度	中度	重度	危重
脉率 （次/min）	<100	100~120	>120	脉率变慢或不规则
奇脉	无，<10mmHg	可有， 10~25mmHg	常有，> 25mmHg （成人）	无，提示呼吸肌疲劳
支气管舒张剂治疗后PEF占预计值百分比或个人最佳值	>80%	60%~80%	<60%或 <100L/min或持续	
PaO_2 （mmHg）	正常	≥60	<60	<60
$PaCO_2$ （mmHg）	<45	≤45	>45	>45
SaO_2	>95%	91%~95%	≤90%	≤90%
pH				降低

3.临床控制水平分级

根据患者的症状、用药情况、肺功能检查结果等复合指标可以将哮喘患者分为良好控制（或临床完全控制）、部分控制和未控制，详见表1-4。

表1-4 临床控制水平分级

哮喘症状控制	哮喘症状控制水平		
	良好控制	部分控制	未控制
过去四周，患者存在： 日间哮喘症状>2次/周 □是 □否 夜间因哮喘憋醒 □是 □否 使用缓解药次数>2次/周 □是 □否 哮喘引起活动受限 □是 □否	无	存在1~2项	存在3~4项

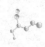

（四）评估

哮喘评估内容应包括是否有合并症（如过敏性鼻炎、鼻窦炎、胃食管反流等）、触发因素、药物使用情况、临床控制水平、肺功能、呼出气一氧化氮、痰嗜酸性粒细胞计数、外周血嗜酸性粒细胞计数等。

四、鉴别诊断

（一）左心衰竭引起的呼吸困难

既往称"心源性哮喘"，是由左心衰竭引起的急性肺水肿，因与哮喘的发病机制及病变本质截然不同，现已不再使用。该病多有高血压、冠心病等病史，表现为端坐呼吸，咯粉红色泡沫样痰，查体双肺可闻及湿啰音和哮鸣音，心界扩大，心率增快，可闻及奔马律等，胸部X线可见心脏增大、肺淤血。

2.慢性阻塞性肺疾病

慢性阻塞性肺疾病常见于中老年人，多有吸烟史、有害气体接触史或职业性粉尘接触史，可伴有慢性咳嗽、咯痰，喘息常年存在，查体可见肺气肿体征，肺功能检查提示持续存在的气流受限。如患者同时具有哮喘和慢性阻塞性肺疾病的特征，可诊断哮喘–慢阻肺重叠综合征。

3.上气道阻塞

肺恶性肿瘤、肺结核、复发性多软骨炎等疾病累及大气道，或异物吸入，引起中心气道狭窄或伴发感染时，可出现类似哮喘样呼吸困难，听诊肺部可闻及哮鸣音，但上气道阻塞表现为吸气性呼吸困难，胸部影像学、支气管镜检查等常可协助诊断。

4.变态反应性支气管肺曲菌病

变态反应性支气管肺曲菌病以反复哮喘发作为主要特征，可咳出棕褐色痰栓，痰嗜酸性粒细胞数增多，痰镜检或培养可发现曲菌，血清总IgE升高；胸部X线呈游走性或固定性浸润病灶，CT可见中心性支气管扩张；曲菌抗原皮肤试验呈双相反应，曲菌抗原特异性沉淀抗体（IgG）阳性。

五、药物治疗

哮喘目前尚不能根治，但大多数患者通过规范治疗可达到良好或完全临床控制。治疗以规范教育和管理为基础，急性发作期和重症哮喘以西医治疗为主，配合中医药，尽快控制病情；慢性持续期和缓解期可以中医治疗为主，补虚固本，减少急性发作，减轻西药不良反应。

（一）中医治疗

哮喘发作时以邪实为主，缓解期以正虚为主；发作时治标，平时治本是本病治疗的主要原则。发作时治以祛邪豁痰，降气平喘。豁痰当分寒热，寒痰当温化宣肺，热痰当清化肃肺，表证明显者须兼以解表。平时补虚固本，以益肺健脾补肾为宜。若病情反复发作，发作时正虚邪实，又当兼顾，不可单纯拘泥于祛邪。

1.辨证论治

（1）发作期

①寒哮

证候：呼吸气促困难，喉中哮鸣如水鸡声，咳嗽，胸中闷满如窒，咯痰色白清稀带泡沫，口不渴，小便清长。舌质淡或淡红，苔白或腻，脉浮紧。

治法：温肺散寒，豁痰平喘。

方药：射干麻黄汤或小青龙汤加减（《金匮要略》《伤寒论》）。

若表寒较盛，周身骨节酸痛者，可加威灵仙、羌活、桂枝以加强疏散风寒之力；若痰涌喘逆、不能平卧者，可加葶苈子、橘红、杏仁泻肺祛痰。

②热哮

证候：面赤汗出，气促胸闷，喉中痰鸣如吼，喘而气粗息涌，不能平卧，咳嗽，痰色黄稠，咯出困难，口干口苦，或大便秘结，小便黄。舌质红，苔黄腻，脉浮滑数。

治法：清热宣肺，化痰定喘。

方药：定喘汤加减（《摄生众妙方》）。

若内热壅盛，痰多色黄者，加石膏、金银花、鱼腥草以清肺热，解表里之热邪；若痰稠胶黏者，酌加浙贝母、瓜蒌以清化热痰；大便秘结、腹胀满者，加大黄、枳实通腑泄热。

③寒包热哮

证候：呼吸急促，喉中哮鸣，胸膈烦闷，胁肋胀痛，喘咳气逆，咯痰不爽，痰黄火黄白相兼，发热，恶寒，口干欲饮，大便偏干，舌质红，苔黄或腻，

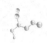

脉弦紧。

治法：解表散寒，清热化痰。

方药：小青龙加石膏汤加减（《金匮要略》）。

表寒重者加桂枝、羌活；痰鸣气逆者加射干、葶苈子、苏子祛痰降气平喘。

④风痰哮

证候：喉中痰涎壅盛，声如拽锯，或鸣声如吹笛，喘急胸满，不能平卧，咯痰黏腻难出，或为白色泡沫痰液，无明显寒热倾向，面色青黯，起病急，舌苔厚浊，脉滑实。

治法：祛风宣肺，涤痰平喘。

方药：三子养亲汤加减（《韩氏医通》）。

痰壅喘急，不能平卧者，加用猪牙皂泻肺涤痰；大便不通者，可加用大黄、枳实通腑泻实；感受风邪而发，伴有恶寒、鼻塞者等，加苏叶、防风等祛风散寒。

⑤虚哮

证候：气息喘促，喉中痰鸣，声低，动则喘甚，发作频繁，甚则持续喘哮，张口抬肩，口唇、爪甲青紫，咯痰无力，痰涎清稀或带泡沫，面色苍白或颧红唇紫，口不渴，形寒肢冷或烦热，舌质淡或偏红，或紫黯，脉沉细，或细数。

治法：补肺纳肾，降气化痰平喘。

方药：平喘固本汤加减（南京中医学院附属医院验方）。

肾阳虚者加肉桂、鹿角片、仙茅、补骨脂、附子等温补肾阳；肺肾阴虚者；加沙参、麦冬、生地等滋阴；痰气瘀阻、口唇青紫者，加桃仁、赤芍等活血化痰。

（2）缓解期

①肺虚证

证候：气短声低，动则尤甚，或喉中有轻度哮鸣声，咳嗽，咯痰清稀色白，面色白，自汗畏风，容易感冒，舌淡苔白，脉细弱或虚大。

治法：补肺固卫。

方药：玉屏风散加减（《世医得效方》）。

咳嗽气逆者，加杏仁、桔梗以宣降肺气；汗多表虚不固者，加糯稻须根、五味子以固表敛汗；若气阴两虚，痰少黏稠者，可用生脉散加北沙参、玉竹以滋阴清热化痰。

②脾虚证

证候：咳嗽气短，咯痰清稀，倦怠无力，食少纳呆，消瘦，面色萎黄无华，大便溏泄，每因饮食不当而诱发。舌质淡，有齿痕，苔白，脉濡弱或细弱。

治法：健脾化痰。

方药：六君子汤加减（《医学正传》）。

若形寒肢冷、大便溏者，可加附子、干姜以振奋脾阳；若咳嗽痰多者，可合三子养亲汤化痰降气；肺脾两虚、汗出多者，加麻黄根、五味子敛汗。

③肾虚证

证候：喘促日久，平素息促气短，动则尤甚，腰酸腿软，脑转耳鸣，劳累后易发，或面色苍白，畏寒肢冷，自汗，舌淡苔白，质胖嫩，脉沉细，或颧红，烦热，盗汗，汗出黏手，舌红苔少，脉细数。

治法：补肾纳气。

方药：金匮肾气丸或七味都气丸加减（《金匮要略》《张氏医通》）。

若形寒肢冷，腰膝酸软无力，阳虚甚者，加补骨脂、肉桂、淫羊藿以温暖肝肾；五心烦热、阴虚明显者，加麦冬、沙参、龟胶、五味子等滋肾育阴。若肾虚不纳气，动则喘促明显者，可加蛤蚧、胡桃肉以补肾纳气。

2.专病专方

（1）吉林参、蛤蚧各半，共研成细末，早晚服2g。适用于支气管哮喘缓解期、肺肾两虚者。

（2）炙皂荚90g，红枣500g。红枣隔水蒸熟去皮核，捣成泥，皂荚研细末，和入作丸如绿豆大，焙干，每服3g，每日3次，温水送服。适用于支气管哮喘见咳嗽痰多者。

（二）西医治疗

哮喘的治疗目标是达到哮喘症状的良好控制，减少急性发作、减少肺功能损害和药物相关不良反应。

1.避免危险因素

外源性变应原及其他非特异性刺激因素是诱发哮喘的重要原因，查明并尽量

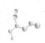

避免危险因素是防治哮喘最有效的方法。

2.药物治疗

（1）药物的分类和作用特点。治疗哮喘的药物分为控制药物和缓解药物。控制药物是需要每天使用并长时间维持的药物，主要通过抗感染作用使哮喘维持临床控制。缓解药物又称为急救药物，是在出现哮喘症状时按需使用的药物，通过迅速舒张支气管而缓解哮喘症状。

①糖皮质激素。糖皮质激素为最有效的控制气道炎症药物，通过抑制炎症细胞聚集和炎症介质的生成及释放、增强平滑肌细胞 β_2 肾上腺素受体反应性等而有效抑制气道炎症。根据给药途径分为吸入、口服和静脉给药。

a.吸入性糖皮质激素（inhaled corticosteroids，ICS）。其主要剂型包括气雾剂、干粉吸入剂和雾化用混悬液。由于其局部抗感染作用强，药物直接作用于呼吸道，所需剂量小，全身性不良反应少，故为首选用药。常用药物有倍氯米松、氟替卡松、布地奈德、莫米松、曲安奈德等。ICS的口咽部不良反应主要有声音嘶哑、咽部不适和念珠菌感染，通过吸药后及时漱口，选用干粉吸入剂或加用储雾罐可减少其发生。

b.口服或静脉使用糖皮质激素。其适用于大剂量ICS联合LABA仍不能控制的持续性哮喘和激素依赖型哮喘，但不主张长期口服激素来维持哮喘的控制。一般口服选用半衰期较短的激素（如泼尼松、泼尼松龙、甲泼尼龙等），推荐每天或隔天晨起顿服，以减少外源性激素对下丘脑-垂体-肾上腺轴的抑制作用。

c.重度或严重哮喘急性发作时可静脉使用激素（氢化可的松或甲泼尼龙）。

② β_2 受体激动剂。通过激动气道的 β_2 肾上腺素受体、减少炎症介质的释放，从而舒张支气管、缓解哮喘症状。其分为短效（SABA）和长效（LABA）制剂。

a.SABA。SABA有吸入、口服和静脉剂型，首选吸入治疗。吸入剂包括气雾剂和溶液，常用的药物有沙丁胺醇、特布他林等，是缓解轻至中度急性哮喘症状的首选药物，亦可用于预防运动性哮喘。SABA数分钟内开始起效，15～30min达到高峰，疗效持续4～5h，每次1～2喷，24h不超过8～12喷。SABA应按需间歇使用，不宜长期、单一使用，也不宜过量应用，主要不良反应有心悸、骨骼肌震颤、低钾血症等。

b.LABA。LABA又分快速起效（数分钟起效）和缓慢起效（30min起效）两种。目前有沙美特罗、福莫特罗、茚达特罗等，通过气雾剂、干粉剂或碟剂装置给药。福莫特罗起效快，也可以作为缓解药物按需使用，但LABA不推荐长期单独用于哮喘的治疗。

③ICS/LABA复合制剂。它是控制哮喘最常用的药物。ICS和LABA可协同抗感染与平喘，可提高患者的依从性、减轻大剂量ICS的不良反应，适合于中至重度持续哮喘患者的长期治疗。目前常用药物有布地奈德/福莫特罗干粉剂、氟替卡松/沙美特罗干粉剂和倍氯米松/福莫特罗气雾剂。

④白三烯调节剂。它是目前除ICS以外唯一可单独应用的哮喘控制药物，主要通过调节白三烯的生物活性而发挥抗感染作用，同时可舒张支气管平滑肌，主要用于轻度哮喘患者ICS的替代治疗，以及中、重度哮喘患者的联合治疗，尤其适用于阿司匹林哮喘、运动性哮喘和伴有变应性鼻炎哮喘患者的治疗。常用药包括孟鲁司特、扎鲁司特。

⑤茶碱类。它抑制磷酸二酯酶，提高平滑肌细胞内环腺苷酸（cAMP）浓度，拮抗腺苷受体，增强呼吸肌力和改善纤毛清除功能，从而抗感染和舒张支气管。用于轻至中度哮喘急性发作和哮喘的维持治疗，常用药物包括氨茶碱、缓释茶碱、多索茶碱等。口服茶碱缓释片可用于夜间哮喘的症状控制和ICS或ICS/LABA仍未控制的哮喘患者的维持治疗。常见不良反应包括心率增快、心律失常、恶心、呕吐、血压下降、尿多等。静脉主要用于重症和危重症哮喘，注射速度过快可引起严重反应，甚至死亡。茶碱"治疗窗"偏窄，有效血药浓度为5~15mg/L，代谢个体差异大，有条件者应监测其血药浓度。

⑥抗胆碱药物。通过阻断节后迷走神经通路，降低迷走神经张力而舒张支气管、减少黏液分泌，对有吸烟史的老年哮喘患者尤为适宜。有气雾剂、干粉剂和溶液三种剂型，分为短效（SAMA）和长效（LAMA）。常用的SAMA为异丙托溴铵，有气雾剂和溶液，较SABA起效慢，但持续时间长，30~90min达最大效果，持续6~8h，多与SABA联合应用于哮喘急性发作。常用的LAMA有噻托溴铵，可维持24h，有干粉吸入及软雾两种剂型。该类药物慎用于妊娠早期妇女及青光眼、前列腺肥大患者。

⑦抗IgE治疗。抗IgE单克隆抗体具有阻断游离IgE与IgE效应细胞表面受体结合的作用，适用于需要第5级治疗且血清IgE水平增高的过敏性哮喘患者，可改善重症哮喘患者的症状、肺功能，减少口服激素和急救用药，降低哮喘严重急性发

作率。

⑧变应原特异性免疫疗法。通过皮下注射常见吸入变应原提取液（如尘螨、猫毛等），以减轻哮喘症状和降低气道高反应性，适用于变应原明确但难以避免的哮喘患者，但远期疗效和安全性亦需进一步评价。

⑨其他治疗哮喘药物。第二代抗组胺药物（H_1受体拮抗剂）如氯雷他定、特非那丁、氮䓬司汀等，其他口服抗变态反应药物如曲尼司特、瑞吡司特等，对于哮喘的治疗作用较弱，主要用于伴有变应性鼻炎的哮喘患者。

（2）急性发作期治疗。治疗目的是尽快缓解气道痉挛，解除气流受限，改善低氧血症，预防病情进一步恶化或再次发作，防治并发症。

①轻度。SABA是缓解哮喘症状最有效的药物。在第1h内每20min吸入1～2喷，随后可调整为每3～4h时1～2喷。若效果不好，则加用SAMA或茶碱缓释片。

②中度。首选SABA，第1h可连续雾化给药，并联合SAMA、激素混悬液或静脉滴注茶碱类药物。若治疗反应不佳，尤其是在控制性药物治疗基础上的急性发作，尽早使用全身激素，同时给予氧疗。

③重度和危重哮喘。持续雾化SABA、SAMA、激素混悬液，静脉用茶碱类药物及氧疗，尽早静脉应用糖皮质激素（病情稳定后改为口服），维持水、电解质酸碱平衡及注意预防呼吸道感染。经上述处理，病情无缓解甚至恶化，则根据病情及时给予无创或有创呼吸机辅助通气治疗。

④咳嗽变异性哮喘、胸闷变异性哮喘。治疗原则与哮喘相同，大多数患者使用ICS/LABA有效，很少需要口服激素，部分患者对LTRA治疗有效。

（3）慢性持续期治疗。治疗方案以患者病情的严重程度及控制水平为基础，并根据长期治疗方案进行调整。哮喘的长期治疗方案分为5级。

对大多数未经治疗的持续性哮喘患者，初始治疗应从第2级方案开始，而对于哮喘严重未控制的患者，应从第3级方案开始。当哮喘达到控制并维持至少3个月，可以考虑降级治疗。

第二节　支气管扩张症

支气管扩张症是指由各种原因引起的支气管树的病理性、永久性扩张，导致反复发生化脓性感染的气道慢性炎症，临床表现为持续或反复咳嗽，咳大量脓痰，有时伴有咯血，可导致呼吸功能障碍及慢性肺源性心脏病。支气管扩张症是常见的慢性呼吸道疾病，病程长，病变不可逆转，由于反复感染，特别是广泛性支气管扩张症可严重损害患者的肺组织和功能，严重影响患者的生活质量，并造成沉重的社会经济负担。

长期以来我国对支气管扩张症的关注和研究缺乏重视，患病率缺乏系统数据。既往在国外支气管扩张症属于少见病，所以目前专门论述本病的专著也不多。近年来，由于高分辨率CT的运用，临床诊断为慢性支气管炎或COPD的患者中，15%～30%的患者CT检查可发现支气管扩张症，重度COPD患者合并支气管扩张症发生率可达50%。近期有报道提示该病患病率有增加趋势。目前，支气管扩张症合并其他肺部疾病的问题日益受到关注。

支气管扩张症与中医的"肺络张"类似，据不同程度和阶段，可归属入中医"咳嗽""肺痈""咯血"等范畴。

一、临床表现

（一）症状

咳嗽是支气管扩张症最常见的症状，且多伴有咳痰，痰液可为黏液性、黏液脓性或脓性。合并感染时咳嗽和咳痰量明显增多，可呈黄绿色脓痰，重症患者痰量可达每日数百毫升。收集痰液并于玻璃瓶中静置后可出现分层现象：上层为泡沫，下悬脓性成分，中层为混浊黏液，底层为坏死沉淀组织。72%～83%的患者伴有呼吸困难。半数患者可出现不同程度的咯血，多与感染相关。咯血可从痰中带血至大量咯血，但咯血量与病情严重程度、病变范围不完全一致。部分患者

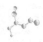

以反复咯血为唯一症状，临床上称为"干性支气管扩张"。约三分之一的患者可出现非胸膜性胸痛。支气管扩张症患者常伴有焦虑、发热、乏力、食欲减退、消瘦、贫血及生活质量下降。

（二）体征

早期支气管扩张症可无异常体征。病情进展或继发感染时，病侧肺部可闻及固定湿啰音；部分患者可闻及哮鸣音或粗大的干啰音，有些患者可见杵状指（趾）、发绀，合并肺源性心脏病患者可出现右心衰竭的体征。

（三）常见并发症

支气管扩张症可合并慢性阻塞性肺疾病、支气管哮喘、变应性支气管肺曲霉病、曲霉球及慢性肺源性心脏病。

二、辅助检查

（一）影像学检查

1.胸部X线检查

绝大多数支气管扩张症患者胸部X线片异常，可表现为灶性肺炎、散在不规则高密度影、线性或盘状不张，也可有特征性的气道扩张和增厚，表现为类环形阴影或轨道征。但是胸部X线片的敏感度及特异度均较差，难以发现轻症或特殊部位的支气管扩张。

2.胸部高分辨率CT扫描

胸部高分辨率CT扫描可确诊支气管扩张症。支气管扩张症的高分辨率CT主要表现为支气管内径与其伴行动脉直径比例的变化，此外还可见到支气管呈柱状及囊状改变，气道壁增厚（支气管内径<80%外径）、黏液阻塞、树枝发芽征及马赛克征。当CT扫描层面与支气管平行时，扩张的支气管呈"双轨征"或"串珠"状改变；当扫描层面与支气管垂直时，扩张的支气管呈环形或厚壁环形透亮影，与伴行的肺动脉形成"印戒征"；当多个囊状扩张的支气管彼此相邻时，则表现为"蜂窝"状改变；当远端支气管较近段扩张更明显且与扫描平面平行时，则呈杵状改变。

3.支气管碘油造影

支气管造影可明确支气管扩张的部位、形态、范围和病变严重程度，主要用于准备外科手术的患者。因其为创伤性检查，现已被胸部高分辨率CT取代，极少应用于临床。

（二）肺功能检查

支气管扩张症患者肺功能表现为阻塞性通气功能障碍较为多见，有部分患者气道激发试验证实存在气道高反应性；多数患者弥散功能进行性下降，且与年龄及FEV_1下降相关；对于合并气流阻塞的患者，尤其是年轻患者应行支气管舒张试验。

（三）支气管镜检查

支气管扩张症患者不需常规行支气管镜检查，支气管镜下表现多无特异性，较难看到解剖结构的异常和黏膜炎症表现。以单叶病变为主的儿童支气管扩张症患者及成人病变局限者应行支气管镜检查，排除异物堵塞。另外，行支气管镜检查可明确支气管扩张症患者的支气管阻塞或出血部位；对于多次痰培养阴性及治疗反应不佳者，可经支气管镜保护性毛刷或支气管肺泡灌洗获取下呼吸道分泌物，行病原学培养；高分辨率CT提示非结核性杆菌感染而痰培养阴性时，应考虑支气管镜检查；支气管镜标本细胞学检查发现含脂质的巨噬细胞提示存在胃内容物误吸。

（四）其他检查

（1）血清炎性标志物。血常规白细胞和中性粒细胞计数、ERS、C反应蛋白可反映疾病活动性及感染导致的急性加重。

（2）血清免疫球蛋白（IgG、IgA、IgM）和血清蛋白电泳。支气管扩张症患者气道感染时各种免疫球蛋白均可升高，合并免疫功能缺陷时则可出现免疫球蛋白缺乏。

（3）根据临床表现，可选择性进行血清IgE测定、烟曲霉皮试、曲霉沉淀素检查，以排除变应性支气管肺曲霉病。

（4）血气分析可用于评估者肺功能受损状态，判断是否合并低氧血症和

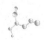

（或）高碳酸血症。

（5）微生物学检查。支气管扩张症患者均应行下呼吸道微生物学检查，痰培养及药敏试验对抗菌药物的选择具有重要的指导意义。

（6）必要时可检测类风湿因子、抗核抗体、抗中性粒细胞胞质抗体。

三、诊断

本病诊断依据为年幼时曾患有百日咳、麻疹或肺结核、支气管肺炎迁延不愈史，以后常有反复发作的呼吸道感染。早期症状不明显，偶因咯血而怀疑本病。典型症状为慢性咳嗽，咳大量脓痰，和（或）反复咯血。肺部可闻及固定而持久的局限性粗湿啰音。影像学检查对诊断具有重要意义。其中，胸部薄层CT是诊断支气管扩张症的主要手段。

四、鉴别诊断

（一）肺结核

肺结核可出现咳嗽、咯血症状，但常有潮热盗汗、手足心热和消瘦等全身中毒症状，干、湿啰音多局限于上肺，影像学检查提示肺浸润性病灶或结节状空洞样改变，痰涂片找到抗酸杆菌为其诊断金标准。

（二）慢性阻塞性肺疾病

慢性阻塞性肺疾病可出现慢性咳嗽、咯痰症状，但多缓慢进展，伴有活动后气促，多见于中年以上吸烟患者。在气温变化差异大的冬、春季节咳嗽明显，一般不伴有咯血，肺功能可提示持续存在的气流受限。

（三）肺脓肿

肺脓肿可出现咳嗽、咯脓性痰、咯血等症状，但起病急，有高热。影像学检查可见局部浓密炎症阴影，内有空腔液平，经积极抗感染治疗，炎症可以完全消失。应注意的是支气管扩张症也可发生肺脓肿，慢性肺脓肿常并发支气管扩张症。

（四）支气管肺癌

支气管肺癌可出现咳嗽、咯血症状，多见于中年以上患者，同时可伴有消瘦、疲倦、贫血等慢性消耗性表现。一般通过影像学检查、痰涂片细胞学检查、支气管镜检查等有助于诊断。

（五）先天性肺囊肿

X线检查可见多个边界纤细的圆形或椭圆形阴影，壁较薄，周围组织无炎症浸润。胸部CT和支气管造影可帮助诊断。

五、药物治疗

支气管扩张症可以采用中西医联合治疗的方法，在早期合并感染时可在西医抗感染、化痰、扩张气管的基础上联合中药治疗改善症状，缩短治疗时间；而在稳定期阶段根据辨证论治，通过中医益气扶正的方法避免支气管扩张症的再次加重。

（一）中医治疗

1.辨证论治

支气管扩张症的治疗，补虚泻实贯穿始终。可按急性期和迁延期进行分期治疗，急性期以邪盛为主，急则治其标，病位主要在肺，治疗多以清热、涤痰、化瘀、凉血为主。迁延期则以标本兼治为则，病位主要在肺、脾，治疗多以扶正祛邪为法，可在益肺、健脾基础上化痰活血，需注意补益不助邪、祛邪不伤正的原则。

（1）急性期

①痰热壅肺

证候：咳嗽，咯大量脓样黄白色稠痰；咯血或痰中带血，口干口渴，可伴发热恶寒、胸痛、大便干结、尿黄，舌质红，苔黄腻，脉滑数或浮数。

治法：清热化痰，凉血止血。

方药：清金化痰汤加减（《医学统旨》）。

发热明显者加生石膏、知母以清肺泄热。痰黄量多者加胆南星、竹沥以清热

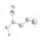

化痰。大便不通者加生大黄、虎杖以通腑泄热。咯血量多者加侧柏叶、仙鹤草、白茅根以凉血止血。血色晦暗者加三七、赤芍以化瘀止血。

②肝火犯肺

证候：咳嗽，咯黄白色黏痰，咳甚时咯血或痰中带血，平素暴躁易怒，症状可受情绪波动影响，胸胁疼痛，口干口苦。舌质红，舌苔薄黄干，脉弦数。

治法：清肝泻肺，降火凉血。

方药：黛蛤散（中药成方配本）合泻白散加减（《小儿药证直诀》）。

胸闷气逆者，加花蕊石、枳壳行气降逆；胸胁疼甚者，加郁金、丝瓜络理气通络；痰黏难咯者，加浙贝母、瓜蒌仁清热化痰；肝郁易怒者，加石菖蒲、龙胆草泻肝理气。

③阴虚火旺

症状：咳嗽咯痰或干咳无痰，痰中带血或反复咯血，口干咽燥，潮热盗汗，面赤颧红，舌质红，少苔或无苔，脉细数。

治法：滋阴润肺，宁血止血。

方药：百合固金汤加减（《医方集解》）。

痰多加天花粉、枇杷叶加强清热化痰之力度；反复咯血，加生蒲黄、白茅根、阿胶等以养阴止血。

（2）迁延期

①痰浊阻肺

症状：反复长期咳嗽，咯大量脓痰，痰色虽黄白黏稠，但容易咯出，尤以早晚或体位变换后咳痰增多，气促、气紧，痰咯出后可减轻，舌质红，苔白厚腻，脉滑。

治法：祛痰止咳平喘。

方药：三拗汤（《太平惠民和剂局方》）合杏苏散加减（《温病条辨》）。

若痰湿化热者合苇茎汤以清热化痰；痰白稀、食欲缺乏、便溏者加白术、太子参等健脾益气之品；痰多色白难咯者加海蛤壳、瓜蒌皮以理气化痰。

②肺脾两虚

症状：反复长期咳嗽，咯痰量多，痰稀白或带泡沫，气短，少气懒言，食欲缺乏，形体消瘦，易伤风感冒，舌质淡红，舌苔白润，脉细弱。

治法：益气健脾，祛痰止咳。

方药：补肺汤加减（《永类钤方》）。

喘促者加川朴下气、加白果敛肺平喘，兼风热者加金银花、柴胡疏风清热，兼风寒者加防风、荆芥疏风解表。

2.中成药治疗

（1）鲜竹沥口服液。每次20mL，每日2次，用于痰热壅肺者。

（2）云南白药。每次0.5g，每日4次，用于咯血者。

（3）金荞麦片。每次5片，每日3次，用于痰热壅肺、肝火犯肺。

（二）西医治疗

本病西医治疗原则是控制感染，保持引流通畅，必要时手术治疗。其目标包括：纠正或消除潜在的基础疾病；提高气道分泌物清除能力；消除或减少细菌定植和感染细菌负荷，控制炎症反应；避免支气管扩张症进一步加剧。

1.基础疾病治疗

对活动性肺结核伴支气管扩张症应积极抗结核治疗，低免疫球蛋白血症可用免疫球蛋白替代治疗。

2.抗菌药物治疗

支气管扩张症患者出现急性加重合并症状恶化，即咳嗽、痰量增加或性质改变、脓痰增加和（或）喘息、气急、咯血及发热等全身症状时，应考虑应用抗菌药物。仅有脓性痰液或仅痰培养阳性不是应用抗菌药物的指征。

早期经验性抗感染治疗，可选用阿莫西林，或第二代头孢菌素、第三代头孢，或喹诺酮类。对于反复感染及重症患者经验性的治疗要注意覆盖铜绿假单胞菌，可选择与β内酰胺酶抑制剂联合的抗生素或合用喹诺酮类或氨基糖苷类抗菌药物，疗程建议2周。可依据痰革兰染色和痰培养指导抗生素的应用。

3.非抗菌药物治疗

（1）祛痰剂。气道黏液高分泌及黏液清除障碍导致黏液潴留是支气管扩张症的特征性改变。急性加重时应用溴己新，每次口服8~16mg，每日3次；或氨溴索，每次口服30mg，每日3次；或稀化黏素，每次口服300mg，每日3次，可促进痰液排出。羟甲半胱氨酸可改善气体陷闭。

（2）支气管舒张剂。部分患者由于合并气流阻塞及气道高反应性，导致痰液堵塞难以排出，可用β$_2$受体激动剂或M受体拮抗剂吸入。不推荐常规应用甲

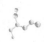

基黄嘌呤类药物。

4.咯血治疗

大咯血是支气管扩张症致命的并发症，一次咯血量超过200mL或24h咯血量超过500mL为大咯血。预防咯血窒息应视为大咯血治疗的首要措施。大咯血时首先应保证气道通畅，改善氧合状态，稳定血流动力学状态。

痰中带血一般不必进行特殊治疗。稍多者可卧床休息，并给予镇咳、止血药物，如可待因、卡络磺钠、卡巴克络、维生素K、酚磺乙胺、氨甲苯酸等。中大量咯血时，可选用：

（1）垂体后叶素。它为治疗大咯血的首选药物，一般静脉注射后3～5min起效，维持20～30min。用法是：垂体后叶素5～10U加5%葡萄糖注射液20～40mL，稀释后缓慢静脉注射。约15min注射完毕，继之以10～20U加生理盐水或5%葡萄糖注射液500mL，稀释后静脉滴注[0.1U/（kg·h）]。

出血停止后再继续使用2～3天以巩固疗效。支气管扩张症伴有冠状动脉粥样硬化性心脏病、高血压、肺源性心脏病、心力衰竭及孕妇均忌用。

（2）其他药物。如普鲁卡因150mg加生理盐水200mL静脉滴注，1～2次/天，皮内试验阴性（0.25%普鲁卡因溶液0.1mL皮内注射）者方可应用；酚妥拉明5～10mg加生理盐水20～40mL稀释静脉注射，然后以10～20mg加于生理盐水500mL内静脉滴注，不良反应有直立性低血压、恶心、呕吐、心绞痛及心律失常等。若大咯血，经内科治疗无效，可考虑介入支气管动脉栓塞治疗或手术治疗。

第三节　慢性阻塞性肺疾病

慢性阻塞性肺疾病（chronic obstructive pulmonary disease，COPD）简称慢阻肺，是一种以持续气流受限为特征的可以预防和治疗的疾病。气流受限多呈进行性发展，与气道和肺组织对烟草烟雾等有害气体或有害颗粒的慢性炎症反应增强有关。慢阻肺主要累及肺脏，但也可引起全身的不良反应。临床表现为慢性和进行性加重的呼吸困难、咳嗽和咳痰。一些已知病因或具有特征性病理表现的气流受限疾病，如支气管扩张症、肺结核、弥漫性泛细支气管炎和闭塞性细支气管炎等均不属于慢阻肺。

慢阻肺与慢性支气管炎、肺气肿关系密切。慢性支气管炎是指在排除慢性咳嗽的其他已知原因后，患者每年咳嗽、咳痰3个月以上，并连续2年以上者。肺气肿则是指肺部终末细支气管远端气腔出现异常持久的扩张，并伴有肺泡壁和细支气管破坏而无明显的肺纤维化。当慢性支气管炎和（或）肺气肿患者的肺功能检查提示存在持续气流受限时，则诊断为慢阻肺。

气流受限具有显著可逆性，是大多数哮喘患者和慢阻肺患者的显著区别，但部分哮喘患者随着病程延长，可出现气道重塑，导致气流受限的可逆性明显减小，临床很难与慢阻肺相鉴别，部分患者可同时患有哮喘和慢阻肺，称为哮喘–慢阻肺重叠综合征（asthma COPD overlap syndrome，ACOS）。

慢阻肺是慢性呼吸系统疾病中的常见病、多发病，对我国7个地区的20245名成年人进行调查，发现40岁以上人群的患病率为8.2%。慢性阻塞性肺疾病属于中医"肺胀""喘证"或"痰饮"等范畴。

一、临床表现

（一）病史

1.危险因素

危险因素有吸烟、职业性或环境有害物质接触史。

2.既往史

既往史包括幼年反复呼吸道感染史、哮喘史、过敏史等。

3.家族史

慢阻肺有家族聚集倾向。

4.发病年龄和好发季节

慢阻肺多于中年以后发病，秋冬寒冷季节高发。

（二）症状

慢阻肺的特征性症状是进行性加重的呼吸困难、咳嗽和咳痰。

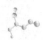

1.呼吸困难或气短

这是慢阻肺的标志性症状。早期仅于劳力时出现，然后逐渐加重，是患者生活质量下降、劳动能力丧失的主要原因。

2.慢性咳嗽

慢性咳嗽通常是慢阻肺患者的首发症状。初起呈间歇性，晨起较重，进展则整日均咳，但夜间咳嗽不显著，部分患者气促明显但无咳嗽症状。

3.咳痰

常见少量黏液性痰，晨起症状明显。急性加重期或合并感染时痰量增多，常有脓性痰。

4.喘息和胸闷

喘息和胸闷并非慢阻肺的特异性症状。部分患者特别是气流受限明显的患者有喘息症状；胸部紧闷感常于劳力后发生，与呼吸费力、肋间肌等容性收缩有关。

5.全身性症状（肺外效应）

慢阻肺患者常见有体重下降、食欲减退、骨骼肌功能障碍、精神抑郁和（或）焦虑等。

（三）体征

早期体征可不明显，随疾病进展，可能出现以下体征。

1.视诊

桶状胸，呼吸频率增快，呼气延长，甚至辅助呼吸肌参与呼吸运动。重症可见胸腹矛盾运动。

2.触诊

腹上角增宽，触觉语颤减弱或消失。

3.叩诊

呈过清音，肺下界活动度减小；心浊音界缩小，肺肝界下移。

4.听诊

双肺呼吸音减弱，呼气相延长，部分可闻及干啰音或湿啰音。

（四）并发症

（1）呼吸衰竭。常在慢阻肺急性加重时发生，出现低氧血症或（和）高碳酸血症，并出现相应的临床表现。

（2）慢性肺源性心脏病。慢阻肺会导致肺小血管发生损伤，然后引起肺动脉高压，最终导致肺源性心脏病。慢性阻塞性肺疾病会导致患者出现缺氧，缺氧会进行性加重，发生缺氧时肺小动脉会出现痉挛，持续的缺氧会导致肺小动脉出现不同程度的损伤，从而使肺动脉的压力升高。肺动脉压力升高就会使右心的负荷增加，使右心室增大，最终导致患者出现右心功能不全。

（3）气胸。气胸是伴有严重肺气肿、肺大疱的慢阻肺患者常见的并发症之一。慢阻肺患者如突发呼吸困难，患侧叩诊鼓音，听诊呼吸音减弱或消失，应考虑气胸可能。胸部X线片可明确诊断。

二、辅助检查

（一）肺功能检查

肺功能检查是判断持续气流受限的客观指标，重复性好，对慢阻肺的诊断、严重程度评价、疾病进展、预后及治疗反应等均有重要意义。吸入支气管舒张剂后，$FEV_1/FVC<70\%$，可确定为持续存在的气流受限。此外，肺总量（TLC）、功能残气量（FRC）和残气容积（RV）增高，肺活量（VC）降低，RV/TLC增高，也是慢阻肺的特征性变化。

（二）胸部影像学检查

慢阻肺患者胸部影像学检查结果主要为肺过度充气征。例如，肺容积增大，胸腔前后径增长，肋骨走向变平，肺野透亮度增高，横膈低平，心脏悬垂狭长，肺门血管纹理呈残根状，肺野外周血管纹理纤细稀少等。CT一般不作为常规检查，高分辨率胸部CT可辨别小叶中心型或全小叶型肺气肿及了解肺大疱的大小和数量，对评估肺大疱切除或外科减容手术等效果有一定价值。

（三）血气分析

血气分析对$FEV_1<40\%$的预计值者或具有呼吸衰竭或右心衰竭临床征象的

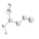

慢阻肺患者十分重要。血气异常首先表现为轻、中度低氧血症。随疾病进展，低氧血症逐渐加重，并出现高碳酸血症，最终导致酸碱平衡失调。

（四）其他检查

低氧血症时，血红蛋白及红细胞可增高；并发感染时，白细胞及中性粒细胞数可升高；痰培养可检出病原菌。

三、诊断

（一）诊断标准

有呼吸困难、慢性咳嗽、咳痰者，且有危险因素病史的患者，临床上需要考虑慢阻肺的诊断。肺功能检查是诊断的金标准，即在吸入支气管舒张剂后，$FEV_1/FVC<70\%$，可明确持续存在的气流受限，排除其他疾病后可确诊慢阻肺。

（二）疾病分期

本病分为急性加重期和稳定期。

1.急性加重期

急性加重期指患者短期内咳嗽、咳痰、气短和（或）喘息加重，并需改变日常基础用药方案者。

2.稳定期

稳定期指患者咳嗽、咳痰、气促等症状轻微或症状稳定，基本恢复到急性加重期前的状态。

（三）综合评估

根据慢阻肺患者的临床症状、急性加重风险、肺功能及并发症情况进行综合评估，其目的是确定疾病的严重程度，以指导治疗。

1.症状评估

对呼吸困难严重程度的评估目前多采用改良版英国医学研究委员会呼吸问卷（breathlessness measurement using the modified British Medical Research Council,

mMRC）（表1-6），或采用慢阻肺患者自我评估测试（COPD assessment test,
CAT）问卷（表1-7）。mMRC分级≥2级或CAT评分≥10分认为慢阻肺的症状较
多或症状较重。

表1-6　改良版英国医学研究委员会呼吸问卷

呼吸困难评价等级	呼吸困难严重程度
0级	只有在剧烈活动时感到呼吸困难
1级	在平地快步行走或步行爬小坡时出现气短
2级	由于气短，平地行走时比同龄人慢或需要停下来休息
3级	在平地行走约100m或数分钟后需要停下来喘气
4级	因为严重呼吸困难而不能离开家，或在穿脱衣服时出现呼吸困难

表1-7　慢阻肺患者自我评估测试问卷（分）

从不咳嗽	□1□2□3□4□5	总是在咳嗽
一点痰也没有	□1□2□3□4□5	有很多痰
没有任何胸闷的感觉	□1□2□3□4□5	有很严重的胸闷感觉
爬坡或上一层楼梯时，没有气喘的感觉	□1□2□3□4□5	爬坡或上一层楼梯时，感觉严重喘不过气来
在家里能够做任何事情	□1□2□3□4□5	在家里做任何事情都很受影响
尽管有肺部疾病，但对外出很有信心	□1□2□3□4□5	由于有肺部疾病，对离开家一点信心都没有
睡眠非常好	□1□2□3□4□5	由于有肺部疾病，睡眠相当差
精力旺盛	□1□2□3□4□5	一点精力都没有

2.肺功能评估

以FEV_1占预计值百分比为分级标准，慢阻肺气流受限的肺功能分级分为4
级，见表1-8。

表1-8 气流受限严重程度的肺功能分级

肺功能分级	气流受限程度	FEV$_1$占预计值百分比
Ⅰ级	轻度	FEV$_1\geqslant80\%$预计值
Ⅱ级	中度	$50\%\sim79\%$预计值
Ⅲ级	重度	$30\%\sim49\%$预计值
Ⅳ级	极重度	FEV$_1<30\%$预计值

3.急性加重风险评估

频繁发生急性加重高风险的患者是指上一年发生≥2次急性加重史者，或患者上一年因急性加重住院≥1次。

4.综合评估

根据患者的症状、肺功能、急性加重风险进行综合评估，评估得到的风险以最高结果为准，用于指导治疗及疾病管理。我国2013年版《慢性阻塞性肺疾病诊治指南》采用表1-9进行综合评估，但2017年版慢性阻塞性肺疾病全球倡议（GOLD）指南更新了评估工具，将症状和急性加重单独作为ABCD分组依据，而将肺功能从评估工具中独立出来，以便更好地评估气流和症状，从而使治疗方案的推荐更加准确。

表1-9 慢性阻塞性肺疾病的综合评估

组别	特征		肺功能分级（级）	急性加重（次/年）	呼吸困难分级（级）	CAT评分（分）
	风险	症状				
A组	低	少	Ⅰ~Ⅱ	<2	<2	<10
B组	低	多	Ⅰ~Ⅱ	<2	≥2	≥10
C组	高	少	Ⅲ~Ⅳ	≥2	<2	<10
D组	高	多	Ⅲ~Ⅳ	≥2	≥2	≥10

四、鉴别诊断

（一）支气管哮喘

哮喘多见于儿童或青少年起病，而慢阻肺多见于中老年患者。哮喘患者常伴有过敏性体质、过敏性鼻炎或湿疹病史等，部分患者有哮喘家族病史，而慢阻肺患者多有长期吸烟史或有害气体或有害颗粒接触史。支气管哮喘主要以反复发作的呼气性呼吸困难伴有哮鸣音为特点，气流受限为可逆性，症状变化大，而慢阻肺为不完全可逆的气流受限，症状缓慢进展。支气管舒张试验和（或）PEF昼夜变异率可进行鉴别。但这两种疾病也可同时重叠存在。

（二）充血性心力衰竭

充血性心力衰竭患者常有高血压、冠心病等基础病，往往有心脏的阳性体征，胸部X线片示心脏扩大、肺水肿，肺功能检查提示限制性通气障碍而非气流受限。

（三）支气管扩张症

支气管扩张症患者多数曾患麻疹、百日咳等所继发的支气管性肺炎。典型症状为慢性咳嗽、咳大量脓痰和（或）反复咯血。胸部X线片可见"卷发影"，CT可见"轨道征"和"印戒征"，易与慢阻肺鉴别。

（四）肺结核

可于任何年龄发病，常有慢性咳嗽，伴或不伴咯血，并常同时伴有出血、疲倦、乏力、食欲减退、体重下降、潮热盗汗等全身中毒症状。胸部X线片示肺浸润性病灶或结节状、空洞样改变，微生物检查可确诊，流行地区高发。

五、药物治疗

早期及稳定期可使用中医治疗，以缓解病情，延缓病程进展，减少急性加重次数，急性加重期多采取综合治疗。中医辨证治疗，需明辨标本虚实，正确处理扶正与祛邪关系；遵循病情急缓不同，选择治标、治本或标本兼治。注意脏腑相关，准确掌握肺、脾、肾、心病变先后及主次。

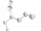

（一）中医治疗

1.辨证论治

（1）急性加重期

①外寒内饮

证候：咳逆喘息不得卧，痰多稀薄，恶寒发热，背冷无汗，渴不多饮，或渴喜热饮，面色青晦，舌苔白滑，脉弦紧。

治法：温肺散寒，解表化饮。

方药：小青龙汤加减（《伤寒杂病论》）。

加减：若饮郁化热，烦躁而喘者，加生石膏、黄芩以清郁热；若水肿，咳喘不得卧者，加葶苈子、汉防己以泻肺利水。

②痰浊阻肺

证候：咳喘痰多，色白黏腻，短气喘息，稍劳即著，脘痞腹胀，倦怠乏力，舌质偏淡，苔薄腻或浊腻，脉滑。

治法：健脾化痰，降气平喘。

方药：三子养亲汤合二陈汤加减（《皆效方》《太平惠民和剂局方》）。

加减：痰多，胸满不能平卧者，加葶苈子、桑白皮以泻肺祛痰；若痰浊郁而化热，痰黏不爽者，加黄芩、瓜蒌、胆南星以清热化痰。

③痰热郁肺

证候：咳逆喘息气粗，烦躁胸满，痰黄或白，黏稠难咳，或身热微恶寒，有汗不多，溲黄，便干，口渴，舌红，苔黄或黄腻，脉数或滑数。

治法：清肺化痰，降逆平喘。

方药：定喘汤合苇茎汤加减（《摄生众妙方》《外台秘要》）。

加减：痰热较盛者，加鱼腥草、海蛤壳以清热化痰；痰鸣喘息不得卧者，加射干、葶苈子以泻肺平喘；痰热伤津，口干舌燥者，加天花粉、知母、芦根以生津润燥；若腑气不通者，加大黄、芒硝通腑泄热。

③痰瘀阻肺

证候：咳嗽痰多，色白或呈泡沫状，喉间痰鸣，喘息不能平卧，胸部膨满，憋闷如塞，面色灰白而黯，唇甲发绀，舌质暗，苔腻或浊腻，脉弦滑。

治法：涤痰祛瘀，泻肺平喘。

方药：温胆汤合血府逐瘀汤加减（《三因极一病证方论》《医林改错》）。

加减：胸脘胀满，苔厚腻者，加苍术、厚朴以燥湿健脾；痰白黏带泡沫者，加干姜、细辛以温化痰饮；如兼肺脾气虚，易汗，短气，咳痰无力者，加党参、黄芪、白术以补益肺脾。

（2）变证

①痰蒙清窍

证候：神志恍惚，烦躁不安，或表情淡漠，嗜睡甚则昏迷，咳痰喘逆，抽搐，苔白腻或黄腻，舌质暗红，脉细滑数。

治法：涤痰开窍。

方药：涤痰汤加减（《奇效良方》）。

加减：痰热内闭，烦躁、谵语、神昏、身热者，加竹沥、天竺黄、石膏以清热；热动生风，抽搐、震颤者，加钩藤、羚羊角以平肝熄风；瘀血内阻导致唇甲发绀、舌底脉络迂曲者，加丹参、桃仁以活血祛瘀；热迫血行，皮下出血、咳血、便血者，加水牛角、生地、丹皮等凉血止血。

②阳虚水泛

证候：咳痰清稀，水肿，痞满喘促，心悸，怕冷，食欲缺乏，少尿，唇甲青紫，舌淡胖，质暗，苔白腻，脉沉细。

治法：温阳利水，健脾益肾。

方药：真武汤加五苓散加减（《伤寒杂病论》）。

加减：水饮凌心射肺，心悸喘促、胸闷不畅，不能平卧者，加葶苈子、沉香以行气逐水；血瘀阻滞，唇甲发绀明显，舌底脉络迂曲等者，加用泽兰、丹皮、五加皮等化瘀行水。

（3）稳定期

①肺脾气虚

证候：咳喘日久，气短，痰多稀白，胸闷腹胀，倦怠懒言，面色白，食少便溏，舌苔淡白，脉细弱。

治法：补肺健脾，益气平喘。

方药：补中益气汤加减（《内外伤辨惑论》）。

加减：若痰湿偏盛，咳痰量多者，加白芥子、莱菔子、苏子以降气化痰；若气虚及阳，畏寒肢冷，尿少肢肿者，加附子、干姜、泽泻以温阳利水。

②肺肾两虚

证候：呼吸浅短难续，动则喘促更甚，声低气怯，咳嗽，痰白如沫，咯吐不利，胸闷，心慌，形寒汗出，舌质淡或紫暗，脉沉细无力或有结代。

治法：补肺纳肾，降气平喘。

方药：平喘固本汤合补肺汤加减（南京中医学院附属医院验方、《备急千金要方》）。

加减：如肺虚有寒，怕冷，痰清稀如沫者，加肉桂、干姜、钟乳石以温肺化饮；如兼伤阴，见低热，舌红少苔者，加麦冬、玉竹以养阴清热；气虚血瘀，如口唇发绀，面色黧黑者，加当归、丹参、苏木以活血通脉；如见喘脱危象者，急加参附汤送服蛤蚧粉或黑锡丹补气纳肾，回阳故脱。

2.中成药治疗

根据辨证选用以下中成药：金荞麦片适用于痰热郁肺之证；祛痰止咳冲剂、橘红痰咳液适用于痰浊阻肺证；桂龙咳喘宁胶囊适用于痰浊阻肺，兼外有风寒之证；健脾益肺颗粒适用于肺脾气虚证；固本咳喘片、金水宝胶囊、百令胶囊等适用于肺肾两虚之证。

3.外治法

（1）外敷。麻黄、甘草、五味子、朱砂各等份，烘干，共研为细末。过筛，用适量酒调膏贴定喘、肺俞、天突，外盖大小适中的灸片、纱布，再用胶布固定。适用于咳嗽、喘促、夜不得眠者。

大黄粉适量，水蜜调膏，贴双丰隆穴，胶布固定。适用于发热、咳嗽咯痰，痰多色黄、大便秘结者。

（2）穴位注射。取双足三里，黄芪注射液2mL，局部皮肤消毒后穴位注射，每周3次。适用于疲倦气促、咳痰无力等肺脾气虚为主证者。

取双足三里或曲池，丹参注射液2mL，局部皮肤消毒后穴位注射，每周3次。适用于唇甲发绀、舌底脉络迂曲等血瘀之症者。

（二）西医治疗

1.稳定期管理

目标是减轻当前症状和降低未来风险。减轻症状包括缓解症状、改善运动耐量和改善健康状况。降低未来风险包括防止疾病进展、防止和治疗急性加重和减少病死率。

（1）加强教育与管理。戒烟，提高患者对慢阻肺的疾病认识，提高自我管理方法，掌握肺康复技巧，有定期就诊意识。

（2）控制职业性或环境污染。避免或防止粉尘、烟雾及有害气体吸入。

（3）药物治疗。用于预防和控制症状，减少急性加重的频率和严重程度，提高运动耐力和生活质量。

①支气管舒张剂：可舒张支气管平滑肌、扩张支气管，以改善气流受限，是控制慢阻肺患者症状的主要措施。短期按需应用可以缓解患者喘息的症状，长期规律应用可预防和减少急性加重风险，增加运动耐力。吸入制剂的支气管舒张剂较口服制剂、静脉制剂药物不良反应小，因此多首选吸入治疗。

常见的支气管舒张剂有 β_2 受体激动剂、抗胆碱药及甲基黄嘌呤类（茶碱类），根据药物的作用及患者的治疗反应选用。β_2 受体激动剂与抗胆碱药的联合应用可使 FEV_1 获得较大与较持久的改善。A.β_2 受体激动剂。短效制剂（SABA）常用沙丁胺醇、特布他林等，主要用于缓解症状，按需使用。长效制剂（LABA）有沙美特罗、福莫特罗和茚达特罗，福莫特罗和茚达特罗均起效快，可用于缓解症状；茚达特罗的支气管舒张作用时间更长，可达24h，可明显改善肺功能和呼吸困难症状，提高生命质量，减少慢阻肺急性加重。B.抗胆碱药。短效制剂（SAMA）主要有异丙托溴铵，较SABA起效慢，但持续时间长，与SABA联合使用，可增强支气管舒张作用。长效制剂（LAMA）主要是噻托溴铵，长期吸入可增加深吸气量，改善呼吸困难，提高运动耐力和生活质量，也可减少急性加重频率。C.茶碱类药物。可减轻气道平滑肌痉挛、改善心搏出量、扩张全身和肺血管、增加水盐排出、改善呼吸肌功能、兴奋神经中枢系统及具有一定的抗感染作用。常用茶碱缓释片，每次0.2g，早晚各一次。因茶碱治疗窗窄，监测茶碱的血浓度对估计疗效和不良反应有一定意义。

②吸入性糖皮质激素（ICS）。稳定期应用糖皮质激素吸入治疗并不能阻止其 FEV_1 的降低趋势。对 $FEV_1 < 50\%$ 的预计值、有较明显的临床症状或有频繁急性加重风险的患者，可规律吸入激素治疗。ICS+LABA，较各自单用效果好，目前常用的有布地奈德/福莫特罗干粉剂、氟替卡松/沙美特罗干粉剂和倍氯米松/福莫特罗气雾剂。

③磷酸二酯酶4（PDE-4）抑制剂。目前主要为罗氟司特，通过抑制细胞内

环腺苷酸降解来减轻炎症，虽无直接舒张支气管的作用，但联合LABA可改善患者的FEV_1。常见不良反应有恶心、食欲缺乏、腹痛、腹泻、睡眠障碍和头痛。因此，低体重患者避免使用，有抑郁症状者也应慎用。罗氟司特与茶碱不宜同时应用。

④祛痰药（黏液溶解剂）。有利于气道引流，改善通气，常用N-乙酰半胱氨酸、盐酸氨溴索等。

⑤抗氧化剂。N-乙酰半胱氨酸、羧甲司坦等抗氧化剂可改善慢阻肺患者的氧化负荷，降低疾病反复急性加重的频率。

⑥疫苗。推荐慢阻肺患者稳定期接种流行性感冒（流感）疫苗，可降低患者的严重程度和病死率；此外，患者可根据自身合并肺部感染情况选择接种肺炎球菌疫苗。

2.急性加重期治疗

需根据症状、体征、血气、胸部影像学、并发症等评估病情的严重程度而确定治疗计划。

（1）控制性氧疗。控制性氧疗是慢阻肺加重期患者的基础治疗，氧流量调节应以保证患者88%～92%氧饱和度为目标。吸入氧浓度越高，引起CO_2潴留的风险就越大。氧疗30min后应复查血气分析，以确定治疗效果和有无酸碱平衡紊乱的发生。鼻导管给氧时，吸氧浓度＝21%＋4%×吸入氧流量（L/min）。一般吸入氧浓度为28%～30%。

（2）抗菌药物。感染诱发是慢阻肺急性加重的重要原因。当患者呼吸困难加重，咳嗽伴有痰量增加或有脓性痰，或需要呼吸机辅助通气时，应选用抗菌药物治疗。根据患者的严重程度、所在地常见病原菌类型及耐药情况积极选用敏感抗菌药物，效果不明显时应及时根据痰培养和药敏试验调整抗菌药物的使用。抗菌药物的推荐疗程为5～10天。

铜绿假单胞菌感染的危险因素：

①近期住院史。

②经常（＞4次/年）或近期（近3个月内）抗菌药物应用史。

③病情严重（FEV_1占预计值百分比＜30%）。

④应用口服类固醇激素（近2周服用泼尼松＞10mg/d）。临床要根据有无铜绿假单胞菌感染的危险因素来选择是否选用具有抗假单胞活性的抗菌药物。

①病情较轻，无铜绿假单胞菌危险因素者，常见病原微生物为流感嗜血杆菌、肺炎链球菌、卡他莫拉菌等，推荐使用青霉素、阿莫西林或联合克拉维酸、大环内酯类、氟喹诺酮类、第一代或第二代头孢菌素类抗生素。

②病情较重者常见病原微生物为流感嗜血杆菌、肺炎链球菌、卡他莫拉菌、肺炎克雷伯菌、大肠杆菌、肠杆菌属等，可选用β–内酰胺类/酶抑制剂、第二代头孢菌素类、氟喹诺酮类和第三代头孢菌素类。

③有铜绿假单胞菌危险因素者，可选用环丙沙星、抗铜绿假单胞菌的β–内酰胺类或加用酶抑制剂，也可联合氨基糖苷类药物。长期应用广谱抗生素和激素者易继发真菌感染，宜采取预防和抗真菌治疗。

（3）支气管舒张剂。短效支气管舒张剂较适用于慢阻肺急性加重期的治疗，尤其是雾化吸入治疗，起效迅速。如果需要增强疗效，可联合使用抗胆碱能药物和茶碱类药物。

（4）糖皮质激素。慢阻肺加重期住院患者可在应用支气管舒张剂基础上使用糖皮质激素（包括口服或静脉使用）。可口服泼尼松龙30～40mg/d，一般疗程为7～10天；也可以静脉给予甲泼尼龙40mg，每天1次，3～5天后改为口服。

第二章　循环系统疾病诊疗与中西药物应用

第一节　心力衰竭

心力衰竭（heart failure，HF）（简称心衰）是由于心脏器质性或功能性病变引起心室充盈或射血能力受损的一组临床综合征，临床以肺循环淤血（呼吸困难）、组织器官低灌注（乏力疲倦）与体循环淤血（外周水肿）等为主要特征，又称为充血性心力衰竭（congestive heartfailure，CHF）。目前心衰的定义限于临床症状明显阶段，在此之前患者可表现为无症状的心功能不全，与预后不良密切相关。

心衰是各种心脏疾病的严重和终末阶段。2003年我国心衰流行病学抽样调查显示成人心衰患病率为0.9%（男性0.7%，女性1.0%）。心衰发病平均年龄呈上升趋势，为（66±15）岁。心衰严重影响患者的生活质量，预后差，病死率高，国内52个月随访死亡率39.5%。北京宣武医院1198例急诊急性心力衰竭抢救患者（2005—2011年）死亡115例，死亡率9.6%。各年龄段心衰病死率均高于同期其他心血管疾病，其主要死亡原因依次为左心衰竭（59%）、心律失常（13%）和猝死（13%）。

高血压、冠心病已经成为我国慢性心衰的最主要病因。我国心衰注册登记研究（2012—2014年）结果提示，瓣膜病所占比例（17.6%）逐年下降，高血压（54.6%）、冠心病（49.4%）及慢性肾脏病（29.7%）成为目前我国心衰患者的主要并发症。

一、临床表现

根据心衰发生的时间、速度与严重程度可分为慢性心衰和急性心衰。在原有慢性心脏疾病基础上逐渐出现心衰症状、体征的为慢性心衰。慢性稳定性心衰恶化称为失代偿性心衰，如失代偿突然发生则称为急性心衰。急性心衰的另一种形式为心脏急性病变导致的新发心衰。本章节仅阐述慢性心力衰竭，"急性心力衰竭"内容参见《中西医结合急诊内科学》。

依据左心室射血分数（LVEF），心衰可分为LVEF降低的心衰（HF-REF）和LVEF保留的心衰（HF-PEF）。一般来说，HF-REF指传统概念上的收缩性心衰，而HF-PEF指舒张性心衰。

（一）左心衰竭

左心衰竭以肺循环淤血及心排血量降低致组织器官低灌注等临床表现为主。

1.症状

（1）呼吸困难

①劳力性呼吸困难。劳力性呼吸困难是本病最早出现的症状，因运动增加回心血量，左心房压力升高，肺淤血加重。

②端坐呼吸。肺淤血达到一定的程度时，患者平卧位呼吸困难加重，高枕卧位、半卧位甚至端坐时方可使憋气好转。因平卧回心血量增多且横膈上抬，体位抬高回心血量减少且横膈下降。

③夜间阵发性呼吸困难。患者睡眠中突然因憋气而惊醒，强迫坐位，伴呼吸急促、阵咳、咯痰，重者呈"哮喘"状态，又称为"心源性哮喘"。大多于端坐休息后自行缓解。其发生与睡眠平卧回心血量增加，膈肌上抬、肺活量减少，夜间迷走神经张力增加，小支气管收缩等因素有关。

（2）咳嗽、咳痰、咯血。多为干咳，咯泡沫样痰，有时痰中带血，少数患者可出现大咯血，常因体力活动、夜间平卧加重。主要由于肺泡淤血、支气管黏膜水肿而引起。

（3）疲倦、乏力、头晕。疲倦、乏力、头晕是早期心力衰竭的表现之一。因心排血量降低，器官、组织灌注不足所致。部分患者代偿性心率加快而出现心慌。

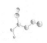

（4）少尿及肾功能损害症状。严重的左心衰竭，血液进行再分配时，首先是肾血流量明显减少，患者可出现少尿。长期慢性的肾血流量减少，可出现血尿素氮、肌酐升高，并可有肾功能不全的相应症状。

2.体征

（1）肺部湿啰音。双肺底多见，随病情轻重变化可从局限于肺底直至满布全肺。主要因为肺毛细血管压增高、液体渗到肺泡引起。

（2）心脏体征。除基础心脏病的固有体征外，慢性左心衰竭的患者一般均有心脏扩大（单纯舒张性心衰除外）、肺动脉瓣区第二心音亢进及舒张期奔马律。

（二）右心衰竭

右心衰竭以体循环淤血表现为主。

1.症状

（1）消化道症状。常见上腹饱胀感、恶心、呕吐、腹痛、食欲减退等症状，因胃、肠及肝脏淤血而引起。

（2）劳力性呼吸困难。因分流性先天性心脏病或肺部疾病所致的单纯性右心衰竭，可有明显的呼吸困难。继发于左心衰竭的右心衰竭已存在呼吸困难。

2.体征

（1）水肿、颈静脉充盈。水肿首先出现于身体最低垂的部位，常为对称性、凹陷性；部分患者出现胸腔积液，以双侧多见，如为单侧则以右侧多见。颈静脉搏动充盈、怒张是右心衰竭的主要体征，肝-颈静脉返流征阳性则更具特征性。

（2）肝脏肿大。肝脏因淤血而肿大，常伴压痛；持续慢性右心衰竭可致心源性肝硬化，晚期可出现黄疸、肝功能受损及大量腹水。

（3）心脏体征。除原有心脏病体征外，可因右室显著扩大而出现三尖瓣关闭不全的收缩期杂音。

（三）全心衰竭

全心衰竭时左右心力衰竭的临床表现同时存在，但患者或以左心衰竭的表现为主或以右心衰竭的表现为主。左心衰竭临床表现可因右心衰竭的发生而减轻。

二、辅助检查

（一）胸部X线片

胸部X线片应作为心衰初始诊断病情资料的一部分，可提供心脏增大、肺淤血、肺水肿及原有肺部疾病等信息。在慢性心衰患者中，心胸比大于0.5和肺淤血的存在是心功能异常合并EF下降和（或）左室充盈压升高的体征。胸腔积液也很常见。肺间质和肺泡积液也是严重左室功能异常可靠而重要的征象。

（二）超声心动图

超声心动图用于诊断心包、心肌或心瓣膜疾病，定量分析心脏结构及功能，区别舒张和收缩功能不全，估测肺动脉压，客观评价疗效。

LVEF可反映左心室收缩功能，是心衰分类的重要依据。推荐采用改良Simpson法，正常LVEF＞50%。

超声心动图参数诊断左心室舒张功能不全准确性不够、重复性较差，应结合所有相关的超声参数，如舒张早期心室充盈速度最大值（E峰）、舒张晚期（心房收缩）心室充盈最大值（A峰）、二尖瓣环舒张早期心肌速度（e）。E/A比值小于1、e平均小于9cm/s或E/e增加大于15提示左室舒张功能不全。

（三）放射性核素检查

应用放射性核素进行心血池动态显像测定左右心室功能，包括心室容量、射血分数、高峰充盈率，重复性优于超声心动图。但对右心室准确性较差，且在心房颤动时不太可靠。一般不推荐常规应用。

（四）右心漂浮导管检查

经静脉将漂浮导管插入至肺小动脉，测定各部位压力，能较好地反映左心功能状态，正常时心脏指数（CI）＞2.5/（min·m^2），肺小动脉楔压（PCWP）＜12mmHg。

（五）心电图

心电图可提供既往心肌梗死（MI）、左心室肥厚、广泛心肌损害及心律失

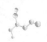

常等信息，可判断是否存在心脏不同步。有心律失常时应行动态心电图检查。心电图完全正常的患者，通常可以排除心衰（敏感性89%）。

（六）利钠肽

B型利钠肽（BNP）或N末端B型利钠肽原（NT-proBNP）测定可用于呼吸困难患者的鉴别诊断，BNP<35ng/L或NT-proBNP<125ng/L不支持慢性心衰诊断。利钠肽也可用来评估慢性心衰的严重程度和预后。

（七）肌钙蛋白

肌钙蛋白可明确心衰患者是否存在急性冠脉综合征。严重心衰或心衰失代偿期肌钙蛋白可有轻度升高。肌钙蛋白是心衰预后的独立预测因子，可以对心衰患者做进一步危险分层。

（八）冠脉造影

疑诊冠心病的心衰患者，可行冠脉造影明确病因诊断。

（九）心脏磁共振

在检测左右心腔容量、心功能、心肌厚度和节段性室壁运动方面，准确性和可重复性较好；疑诊心肌病、心脏肿瘤（或肿瘤累及心脏）或心包疾病时有助于明确诊断；对复杂性先天性心脏病患者则是首选检查。

（十）其他常规实验室检查

其他常规实验室检查包括血常规、尿常规、肝功能、肾功能、血糖、血脂、电解质、甲状腺功能等检测。

三、诊断

心力衰竭的诊断应该是综合患者既往诊疗病史、症状、体征和辅助检查（超声心动图、利钠肽、心电图等）而做出的。首先应有明确的器质性心脏病的诊断，因为某些引起左心室功能不全的疾病（如心肌缺血、瓣膜病等）能够逆转或治疗；而症状、体征则是早期诊断心衰的重要依据。可使用利钠肽来排除心衰，但一般不用来确诊。

一旦心衰的诊断确定，心衰的严重程度可根据患者的主观症状和活动能力受限程度进行分级，并作为疗效评价指标。纽约心脏病协会（New York Heart Association，NYHA）的心功能分级（表2-1）被广泛应用。也可使用6min步行试验判定心衰患者的运动耐力。6min步行距离＜150m为重度心衰，150～450m为中度心衰，＞450m为轻度心衰。

表2-1　纽约心脏病学会心功能分级

分级	症状
I	活动不受限。日常体力活动不引起明显的气促、疲乏或心悸
II	活动轻度受限。休息时无症状，日常活动可引起明显的气促、疲乏或心悸
III	活动明显受限。休息时可无症状，轻于日常活动即引起显著气促、疲乏或心悸
IV	休息时也有症状，稍有体力活动症状即加重，任何体力活动均会引起不适。如无须静脉给药，可在室内或床边活动者为IVa级，不能下床并需静脉给药支持者为IVb级

四、鉴别诊断

（1）左心衰竭所致心源性哮喘应与支气管哮喘鉴别，具体内容见表2-2。

表2-2　心源性哮喘与支气管哮喘的鉴别

	支气管哮喘	心源性哮喘
病史	有家族史、过敏史、哮喘发作史，无心脏病病史	一般无过敏史，有高血压、冠心病、风湿性心脏病或先天性心脏病等心脏病病史
发病年龄	多于儿童或青少年时期起病	多于40岁以后发病
时间	任何时间均可发作，秋冬季节多见	常夜间出现阵发性呼吸困难
咯痰情况	少量黏液痰	肺水肿时可咯粉红色泡沫痰
肺部体征	双肺弥漫性哮鸣音	双肺底多湿啰音
心脏体征	正常	左心增大，心动过速、奔马律、心脏器质性杂音
X线检查	肺野清晰，或肺气肿征	肺淤血，左心增大或全心增大
缓解方式	支气管解痉剂有效	坐位减轻，利尿剂、吗啡有效

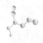

	支气管哮喘	心源性哮喘
BNP	<100pg/mL	≥100pg/mL

（2）右心衰竭与心包积液、缩窄性心包炎及肝硬化水肿的鉴别。心包积液、缩窄性心包炎时，因腔静脉回流受阻可引起下肢浮肿、肝大，应根据病史、心脏及周围血管体征进行鉴别，超声心动图可确诊。

肝硬化可出现腹水、双下肢浮肿。除基础心脏病体征有助于鉴别外，非心源性肝硬化不会出现颈静脉充盈、肝−颈静脉回流征阳性。

五、药物治疗

治疗心衰的目的不仅是改善临床症状、提高生活质量，更重要的是针对引起心功能受损的基础心脏病因与心室重塑的机制，采取中西医综合治疗措施，防止或延缓心衰的发生发展，从而降低心衰的病死率和住院率。

（一）中医治疗

心衰辨证论治首要在于辨明本虚标实。虚者，大体属于阳气亏虚，或气阴两虚，治疗以培补为主。虚实夹杂者，除有心、脾、肾、肺阳（气）虚或阴阳两虚外，尚兼痰湿、瘀血，治法以补虚为主，佐以化痰利水、活血化瘀等。重者，以心、肾或肺、脾、肾阳虚为本，痰饮阻肺，水气凌心，或痰血瘀阻，肺气壅塞，呼吸道不利，宗气不得外达，为本虚标实，或以邪实为主。治法以温阳利水、攻补并用，或泻肺利水、急则治其标。

1.辨证论治

（1）心肺气虚

证候：神疲乏力，短气自汗，动则加剧，食少纳呆，咳嗽喘促，心悸怔忡，面色无华。舌质淡或胖有齿印，舌苔薄白，脉沉无力或兼促、结代。

治法：养心补肺，健脾益气。

方药：养心汤和补肺汤。

加减：若喘促、痰多者，加紫苏子、葶苈子泻肺平喘；若面白、肢冷者，加熟附片（先煎）温补阳气；若水肿、尿少者，加泽泻、猪苓利水消肿。

（2）气阴两虚

证候：气短疲乏，心悸怔忡，头昏目眩，口干舌燥，心烦失眠，自汗盗汗。舌红苔少，脉细数或促、结代。

治法：益气养阴。

方药：生脉散合炙甘草汤加减。

加减：若兼有咳嗽，咯黄痰者，去桂枝、阿胶，加黄芩、鱼腥草、川贝母、北杏仁等清热祛痰止咳；若兼尿少水肿者，加茯苓皮、猪苓、泽泻利水消肿。

（3）心肾阳虚

证候：心悸，气短疲乏，动则气喘，身寒肢冷，尿少浮肿，腹胀便溏，面色晦暗，舌淡苔薄白，脉沉无力或促、结代。

治法：温补心肾。

方药：桂枝甘草龙骨牡蛎汤合金匮肾气丸。

加减：若水肿加重者，加北五加皮等利水消肿；气虚明显者，加红参、黄芪益气养心。

（4）阳虚水泛

证候：心悸气喘，畏寒肢冷，腰酸膝冷，尿少浮肿，面色苍白或青紫。舌质淡暗，舌苔白滑，脉沉无力或结代。

治法：温阳利水。

方药：真武汤。

加减：若水肿较甚者，加大猪苓、泽泻用量，茯苓改用茯苓皮加强利水；若兼外感风寒者，加荆芥（后下）、防风辛温解表；若兼咳血者，加葶苈子、仙鹤草以泻肺止血。

（5）气虚血瘀

证候：心悸气短，胸胁作痛，食欲缺乏疲倦，颈部青筋暴露，胁下痞块，下肢浮肿，面色青灰，唇青甲紫，舌质紫暗或有瘀点、瘀斑，脉涩或结代。

治法：益气活血通络。

方药：人参养荣汤合桃红四物汤。

加减：若胸痛重者，加枳壳、降香、郁金理气活血止痛；饮停咳喘者，合用葶苈大枣泻肺汤。

（6）痰饮阻肺

证候：心悸气急，咳嗽喘满，不能平卧，咯白痰或痰黄黏稠，胸脘痞闷，头晕目眩，尿少肢肿，或伴痰鸣，或发热口渴，舌苔白腻或黄腻，脉弦滑数。

治法：泻肺化痰逐水。

方药：苓桂术甘汤、葶苈大枣泻肺汤加减。

加减：若为寒痰者，加干姜、细辛温化痰饮；若咳嗽、喘促重者，加莱菔子、苏子下气祛痰；若痰饮内蕴化热者，可改用清金化痰汤合千金苇茎汤加减。

2.中成药治疗

（1）心宝丸。功效：温补心肾，益气助阳，活血通脉。用于治疗心肾阳虚，心脉瘀阻引起的慢性心功能不全。

（2）补益强心片。功效：益气养阴、活血利水。用于冠心病、高血压性心脏病所致慢性充血性心力衰竭（心功能分级Ⅱ～Ⅲ级），中医辨证属气阴两虚兼血瘀水停证者。

（3）芪苈强心胶囊。功效：益气温阳，活血通络，利水消肿。用于冠心病、高血压所致轻、中度充血性心力衰竭，证属阳气虚乏、络瘀水停者。

（4）心脉隆注射液。功效：益气活血，通阳利水。用于慢性充血性心力衰竭气阳两虚、瘀血内阻证。

（5）参附注射液。功效：回阳救逆，益气固脱。用于阳虚证。

（6）生脉注射液。功效：益气养阴，复脉固脱。用于气阴两亏证。

（二）西医治疗

（1）利尿剂。利尿可使过多的体液排出，既可减轻内脏水肿，又可减少过多的血容量，减轻心脏容量负荷。有液体潴留的所有心衰患者均应给予利尿剂，利尿剂是唯一能充分控制和有效消除液体潴留的药物，是心衰标准治疗中必不可少的组成部分。恰当使用利尿剂是各种有效治疗心衰措施的基础，一般不单独使用。通常从小剂量开始，逐渐增加剂量直至尿量增加；一旦症状缓解、病情控制，即以最小有效剂量长期维持，并根据液体潴留情况随时调整剂量。常用药物、剂量及不良反应见表2-3。

表2-3 慢性心衰常用利尿剂一览表

药物	起始剂量（日）	最大剂量（日）	作用时间（h）	主要不良反应
襻利尿剂				
布美他尼	0.5～1.0mg，1次	6～8mg	4～6	高尿酸血症，低血镁，低血钠
呋塞米	20～40mg，1次	120～160mg	6～8	低血钾
托拉塞米	10mg，1次	100mg	12～16	酸碱紊乱
噻嗪类利尿剂				
氢氯噻嗪	12.5～25mg，1～次	100mg	6～12	酸碱紊乱
吲达帕胺^a	2.5mg，1次	5mg	36	高尿酸血症，糖耐量异常
美托拉宗	2.5mg，1次	20mg	12～24	
保钾利尿剂				
阿米洛利	2.5mg^b/5mg^c，1次	20mg	24	高钾血症，皮疹
氨苯蝶啶	25m^b/50mg^c，1次	200mg	7～9	高钾血症，男性乳房发育，乳房痛
血管升压素V2受体拮抗剂				
托伐普坦	7.5～15mg，1次	60mg	12	口干，便秘，高血糖

a：吲达帕胺是非噻嗪类磺胺类药物；b：与ACEI或ARB合用时的剂量；c：不与ACEI或ARB合用时的剂量

（2）血管紧张素转化酶抑制剂（angiotensin converting enzyme，ACEI）。该药是被证实能降低心衰患者病死率的第一类药物，也是循证医学证据积累最多的药物。作用机制为：抑制肾素-血管紧张素系统；作用于激肽酶Ⅱ，抑制缓激肽降解而提高缓激肽水平和作用；改善心室重塑。ACEI是公认的治疗心衰的基石和首选药物。所有射血分数下降的心衰患者必须且终身使用，除非有禁忌证或不能耐受。

应用方法：①从小剂量开始，逐渐递增，直至达到目标剂量；一般每隔1～

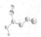
2周剂量倍增1次，滴定剂量及过程需个体化。②调整到合适剂量应终生维持使用，避免突然撤药。

常见不良反应：①与血管紧张素Ⅱ抑制有关的，如低血压、肾功能恶化、高血钾。②与缓激肽积聚有关的，如咳嗽和血管性水肿。

使用注意事项：①对ACEI曾有致命性不良反应者禁用，如血管神经性水肿、无尿性肾衰竭或妊娠妇女。②低血压、双侧肾动脉狭窄、血肌酐明显升高（>265μmol/L）、高血钾（>5.5mmol/L）慎用。③必要时监测血压、血钾和肾功能，如果肌酐增高>30%应减量，如仍继续升高应停用。

（3）血管紧张素受体拮抗剂（angiotensin receptor blockers，ARB）。ARB阻断血管紧张素Ⅱ（angiotensinⅡ，AngⅡ）与AngⅡ的1型受体（ATIR）结合，从而阻断或改善因ATIR过度兴奋导致的血管收缩、水钠潴留等不良作用；ARB还可能通过加强AngⅡ与AngⅡ的2型受体结合发挥有益效应。对缓激肽系统无影响，咳嗽不良反应与安慰剂相似。适应证与应用方法基本与ACEI相同，推荐用于不能耐受ACEI的患者。

使用注意事项与ACEI类似。ARB与ACEI相比，不良反应（如干咳、血管性水肿等）较少。

（4）β受体阻滞剂。β受体阻滞剂降低交感神经过度兴奋，减少去甲肾上腺素对心肌细胞的毒性作用；减慢心率、减少心肌耗氧，改善舒张期充盈和顺应性，改善心肌缺血和能量缺乏，从而减少恶性心律失常的发生。长期应用此类药物，能发挥其改善内源性心肌功能的"生物学效应"，降低心室肌重量和容量、改善心室形状，心肌重构延缓或逆转。

适应证：结构性心脏病，伴LVEF下降的无症状心衰患者，无论有无心肌梗死，均可应用。有症状或曾经有症状的NYHAⅡ～Ⅲ级、LVEF下降、病情稳定的慢性心衰患者必须终生应用，除非有禁忌证或不能耐受。NYHA Ⅳa级心衰患者在严密监护和专科医师指导下也可应用。LVEF下降的心衰患者一经诊断，症状较轻或得到改善后应尽快使用β受体阻滞剂，除非症状反复或进展。

应用方法：①起始剂量宜小，一般为目标剂量的1/8，每隔2～4周剂量递增1次，滴定的剂量需个体化。②β受体阻滞剂治疗心衰要达到目标剂量或最大可耐受剂量，即静息心率降至55～60次/min的剂量。

使用注意事项：①突然停用可能导致临床症状加重，应予以避免。②伴Ⅱ度及以上房室传导阻滞、活动性哮喘和反应性呼吸道疾病患者禁用。③应用早期如出现某些不严重的不良反应一般不需停药，可延迟加量直至不良反应消失；如引起液体潴留，应加大利尿剂用量，直至恢复治疗前体重，再继续加量。

常用药物及剂量见表2-4。

表2-4　心衰治疗中常用的RAAS抑制剂和β受体阻滞剂

药物	起始剂量（日）	目标剂量（日）
ACEI		
卡托普利	6.25mg，3次	50mg，3次
依那普利	2.5mg，2次	10mg，2次
福辛普利	5mg，1次	20～30mg，1次
赖诺普利	5mg，1次	20～30mg，1次
培哚普利	2mg，1次	4～8mg，1次
贝那普利	2.5mg，1次	10～20mg，1次
雷米普利	2.5mg，1次	10mg，1次
ARB		
坎地沙坦	4mg，1次	32mg，1次
氯沙坦	25mg，1次	100～150mg，1次
缬沙坦	20～40mg，1次	80～160mg，2次
厄贝沙坦	75mg，1次	300mg，1次
替米沙坦	40mg，1次	80mg，1次
奥美沙坦	10mg，1次	20～40mg，1次
β受体阻滞剂		
比索洛尔	1.25mg，1次	10mg，1次
卡维地洛	3.125～6.25mg，2次	25～50mg，2次
酒石酸美托洛尔	12.5/25mg，1次	200mg，1次
琥珀酸美托洛尔	11.875～23.75mg，1次	142.5～190mg，1次

（5）醛固酮受体拮抗剂。醛固酮对心肌重构的影响独立和叠加于AngⅡ的作用。心衰患者心室醛固酮生成及活化增加，且与心衰严重程度成正比。长期应用ACEI或ARB时会出现醛固酮"逃逸现象"。加用醛固酮受体拮抗剂，可抑制

醛固酮的有害作用。

适应证：LVEF≤35%、NYHAⅡ~Ⅳ级的患者；已使用ACEI（或ARB）和β受体阻滞剂治疗，仍持续有症状的患者；急性心肌梗死后、LVEF≤40%，有心衰症状或既往有糖尿病病史者。

应用方法：依普利酮，初始剂量为12.5mg，1次/日；目标剂量为25~50mg，1次/日。螺内酯，初始剂量为10~20mg，1次/日，目标剂量为20mg，1次/日。

使用注意事项：①血钾>5.0mmol/L、肾功能受损者[肌酐>221mmol/L，或eGFR<30mL/（min·1.73m^2）]不宜应用。②使用后定期监测血钾和肾功能。螺内酯可引起男性乳房增生症，为可逆性，停药后消失；依普利酮不良反应少见。

（6）正性肌力药物

①洋地黄类药物。此类药物主要通过降低神经内分泌系统活性起到治疗作用。洋地黄类药物可以抑制心肌细胞膜Na^+-K^+-ATP酶，使细胞内Na^+水平升高，促进Na^+-Ca^{2+}交换，提高细胞内Ca^{2+}水平，发挥正性肌力作用。

适应证：适用于慢性HF-REF已应用利尿剂、ACEI（或ARB）、β受体阻滞剂和醛固酮受体拮抗剂，LVEF≤45%，仍持续有症状的患者，伴有快速心室率的房颤患者尤为适合。已应用地高辛者不宜轻易停用。心功能NYHAⅠ级患者不宜应用地高辛。

应用方法：A.地高辛是最常用且唯一经过安慰剂对照研究进行疗效评价的洋地黄制剂，对心衰患者病死率的影响为中性。用维持量0.125~0.25mg/d，老年人或肾功能受损者剂量减半，应严格监测地高辛中毒等不良反应及药物浓度。B.毛花苷C（lanatoside C，西地兰）、毒毛花苷K均为静脉制剂，起效快速，适用于慢性心衰加重时。

洋地黄的毒性反应：A.胃肠道反应。食欲缺乏、恶心、呕吐，应与心力衰竭本身或药物（如氯化钾、氨茶碱等）引起的胃肠道反应相鉴别。B.心律失常。其包括多形室性期前收缩（呈二联律），非阵发性交界区心动过速，房性期前收缩，房颤伴完全性房室传导阻滞，心电图ST-T改变（呈"鱼钩"样），等等。C.神经系统表现。例如，头痛、失眠、眩晕，甚至神志错乱、视觉改变（黄视或绿视）。

用放射免疫法测定血清地高辛浓度可作为判断其用量和毒性反应的参考。一般认为血清地高辛浓度<0.8nmol/L或>2.0nmol/L可分别反映用量不足和过量。

洋地黄中毒反应的处理：发生洋地黄中毒后应立即停药，一般单发室性期前收缩、Ⅰ度房室传导阻滞等停药后可自行消失。苯妥英钠作用快速且不良反应较少，已取代钾盐作为洋地黄中毒的主要治疗药物。快速性心律失常伴血钾浓度偏低尽快补充钾盐。利多卡因治疗洋地黄中毒所致的室性心律失常有一定疗效。阿托品通常用来治疗有传导阻滞及缓慢性心律失常的患者，此种情况下异丙肾上腺素易诱发室性心律失常而不适宜使用。

②β受体兴奋剂。该类药常用的有多巴胺、多巴酚丁胺等静脉制剂。A.多巴胺。它是去甲肾上腺素前体，可用于难治性心力衰竭、心力衰竭伴低血压者。不同剂量多巴胺药理作用和效应不同（表2-5），与硝酸甘油或硝普钠等合用有较好作用。B.多巴酚丁胺。它是多巴胺衍生物，扩血管作用不如多巴胺，对心率影响较多巴胺小，使用剂量类同多巴胺。两者均只能在慢性心衰加重时短期静脉应用，长期使用增加死亡率。

表2-5　不同剂量多巴胺的效应剂量

	药理作用	效应
$1\sim4\mu g/$（kg·min）	刺激多巴胺受体，扩张肾动脉和肠系膜动脉	增加肾和肠系膜血流和Na^+的排泄
$5\sim10\mu g/$（kg·min）	刺激心肌β受体	增加心肌收缩和心排血量，周围血管总阻力不变或减少
$>10\mu g/$（kg·min）	刺激α受体	提高周围血管阻力、动脉压和心率，肾血流量降低

③磷酸二酯酶抑制剂。临床应用以米力农为主，通过抑制磷酸二酯酶活性，增加Ca^{2+}内流，增强心肌收缩力，短期应用可改善顽固性心衰患者的症状，提高运动耐量。但此类药物不能改善心衰的自然进程，长期应用增加病死率。一般仅短期用于慢性心力衰竭患者心功能急性恶化、心脏术后心肌抑制所致的急性心力衰竭、心脏移植前终末期心力衰竭等。

（7）其他药物

①血管紧张素受体脑啡肽酶抑制剂（angiotensin receptor enkephalinase inhibitor，ARNI）。ARNI作用于RAAS和中性肽链内切酶，通过抑制脑啡肽酶，利钠肽、缓激肽和其他肽类的降解被延缓，从而增强利尿、尿钠排泄、心肌松弛和抗心肌

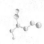

重构。沙库巴曲缬沙坦钠片是已经上市应用的 ARNI。有临床研究表明，沙库巴曲 / 缬沙坦在降低心衰恶化住院、心血管死亡和全因死亡方面优于 ACEI（依那普利 10mg，每日 2 次）。ARNI 可用于 HF-REF 患者，长期安全性需解决。

②伊伐布雷定。该种药是心脏窦房结起搏电流（I_f）的一种选择性特异性抑制剂，以剂量依赖性方式抑制 I_f 电流，降低窦房结发放冲动的频率，从而减慢心率。适用于窦性心律的症状性 HF-REF 患者，已使用 ACEI 或 ARB、β 受体阻滞剂、醛固酮受体拮抗剂，已达到推荐剂量或最大耐受剂量，心率仍然 > 70 次 /min。

③血管扩张剂。该类药对心衰的治疗无特殊作用。伴有心绞痛或高血压的患者可考虑联合使用，禁用于心脏瓣膜狭窄或流出道梗阻的患者。

第二节　心律失常

心律失常是指心脏激动的起源、频率、节律、传导速度和传导顺序等异常。心律失常有多种，包括心动过缓、心动过速、心律不齐及异位心律等。心律失常临床表现多样，常有心悸、乏力、头晕、晕厥等症状，亦可无症状。

心律失常类型很多，分类较杂。如按心律失常时心室率快慢，可分为快速性和缓慢性心律失常。近年来，有学者提出按心律失常时循环障碍严重程度和预后，将心律失常分为致命性、潜在致命性和良性三类。急救医学的发展使人们对猝死的心律失常分类有了较明确的认识。Myerburg 等人总结了美国迈阿密地区 352 例院外猝死的特点发现，62% 为心室颤动，7% 为持续性心室过速，31% 为心动过缓或心脏停搏。我国人群 1 年心脏性猝死率为 42/10 万人，估计每年心脏猝死 54 万人。

一、临床表现

（一）症状

1.快速性心动过速

（1）窦性心动过速。心率在100～150次/min范围内，可无症状，或有心悸、乏力、易激动等。

（2）期前收缩。偶发者可无症状，或自觉心跳不规则、心跳停歇感或增强感。频发者有心悸、胸闷、乏力，甚则有心绞痛发作。

（3）阵发性室上性心动过速。发作时有心悸、头晕、心前区不适、乏力，发作时间长而严重的病例可出现心绞痛、呼吸困难、血压下降。

（4）阵发性室性心动过速（简称室速）。发作时患者突然头晕、血压下降、心绞痛发作，甚至昏厥、休克、猝死。

（5）心房扑动（简称房扑）与心房颤动（简称房颤）。发作时患者可有心悸、胸闷，严重者可出现昏厥、心绞痛或心衰。持续性房颤者常有附壁血栓形成，有时栓子脱落造成栓塞。

（6）心室扑动（简称室扑）与心室颤动（简称室颤）。一旦发生，瞬即出现意识丧失、抽搐等血流动力学障碍的表现，继之循环、呼吸停止。

2.缓慢性心律失常

（1）窦性心动过缓。心率不低于50次/min，一般不引起症状；如心率低于45次/min，常引起晕厥、视蒙、心绞痛等症状。

（2）病态窦房结综合征。轻者可出现头昏、乏力、反应迟钝等；重者可出现晕厥等血流动力学障碍的表现，甚至出现心脏停搏。

（3）房室传导阻滞。Ⅰ度房室传导阻滞一般无症状；Ⅱ度房室传导阻滞可有心悸或心脏停搏感，心动过缓时可有头昏、乏力、活动气促，甚至晕厥。Ⅲ度房室传导阻滞除上述症状外，还可出现心、脑、肾等脏器供血不足的临床表现，如心功能不全、昏厥，甚至心脏停搏。

（二）体征

1.快速性心动过速

（1）窦性心动过速。心率在100～150次/min范围内，可有心尖部搏动和颈部血管搏动增强，心音响亮，或可在心尖部听到收缩期杂音、脉数。

（2）期前收缩。可听到提前发生的期前收缩和其后较长时间的间歇，期前收缩的第一心音常增强，第二心音减弱或消失，脉结代或脉促。

（3）阵发性心动过速。室上性心动过速发作时心率在150～250次/min，心律绝对规则，不因呼吸和运动而变化，第一心音强弱不变。心脏原有杂音减弱或

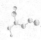

消失。室性阵发性心动过速心率在150～250次/min，心律略不规则，心尖部第一心音强弱不等并可有心音分裂，脉数疾。

（4）心房扑动与颤动。心房扑动时心率快而规则，如压迫一侧颈动脉窦或眼球，能使心率暂时减慢；压迫解除后，恢复原来房扑的心率。心房扑动伴有不规则房室传导时，心跳不规则。心房颤动，心律绝对不规则，心音强弱不一，脉搏短绌。房扑之脉象多表现为脉促，心室率缓慢者亦可表现为结代脉，快速房颤之脉象多表现为促涩，缓慢房颤亦可表现为迟涩或结代，房颤合并Ⅲ度房室传导阻滞者可表现为脉迟。

（5）心室扑动与颤动。患者意识丧失，血压下降，大动脉搏动消失，听不到心音，脉涩微或怪乱。

2.缓慢性心律失常

（1）窦性心动过缓。心率低于60次/min。

（2）病态窦房结综合征。心律表现为多样性，如严重窦性心动过缓、窦性停搏、窦房阻滞，心率常低于50次/min。有时心动过缓与心动过速特别是快速心房颤动相互交替，即"慢-快综合征"。

（3）房室传导阻滞。Ⅰ度房室传导阻滞一般无异常体征。Ⅱ度房室传导阻滞可分为：莫氏Ⅰ型（称为文氏现象），听诊第一心音强弱不等，有长的间歇；莫氏Ⅱ型，听诊发现每隔一次或数次规则性心脏搏动后有一长间歇，或心率慢而规则。Ⅲ房室传导阻滞心率多在40次/min左右，心尖区第一心音强弱不等，有"大炮音"。严重时因心室率突然减慢或暂时停搏，而出现心音、脉搏暂时消失。

二、辅助检查

（一）心电图

1.窦性心动过速心电图P波为窦性，PR间期大于0.12s，PP间距短于0.6s，心率一般在100～150次/min，P波可能与前面的T波重叠。

2.期前收缩

（1）房性期前收缩。有提早出现的P波，形态与窦性心律不同。常重叠于T波上，PR间期＞0.12s，提早出现的QRS波群形态大多与窦性心律者相同。期前收缩后代偿间歇不完全。

（2）结区性期前收缩。QRS波群形态与窦性者相同，逆行P波可出现于QRS之前，PR间期<0.12s，或出现于QRS之后，RP间期<0.20s，或埋藏于QRS之中，期前收缩后多有完全性代偿间歇。

（3）室性期前收缩。有过早出现的QRS波群，形态异常，时限大于0.12s，T波与QRS波主波方向相反，ST段随T波方向移位，其前无相关的P波。期前收缩之后多有完全性代偿性间歇。

3.阵发性心动过速

室上性者有连续3次或3次以上房性或结区性期前收缩，频率在150～250次/min，节律规则。P波形态与窦律不同，QRS波形态一般正常。P波也可与T波重叠，或在QRS波后见逆行P波。室性心动过速有3次或3次以上连续室性期前收缩，QRS波群增宽超过0.12s，心室率为150～250次/min，节律可略不规则，P波与QRS波群无固定关系。

4.心房扑动与心房颤动

（1）心房扑动时P波消失，代之以规则形状一致的房扑波（F波），频率在250～350次/min。QRS波群形状大致与窦性相同，房室传导比例为2∶1至4∶1不等。

（2）心房颤动时P波消失，代之以大小形态不一的，且不整齐的房颤波（f波），频率在350～600次/min，心室律绝对不规则，QRS波群大致与窦性相同。

5.心室扑动与颤动

（1）心室扑动时，规则而连续的大扑动波，频率为150～250次/min，QRS-T波相互融合而无法区别。

（2）心室颤动时，QRS-T波群完全消失，代之以频率为每分钟150～500次的大小不等、形状不同、极不均匀的颤动波形。室颤开始时，其波幅常较大，以后逐渐变小，频率变慢，终于变为等电位线。

6.窦性心动过缓

窦性P波，心率<60次/min，PR间期0.12～0.20s，PP间距>0.10s，TP段常显著延长。

7.病态窦房结综合征

可见有窦房传导阻滞和（或）窦性静止，显著窦性心动过缓，逸搏，短暂或持续逸搏心律，逸搏夺获二联律，伴随房性快速心律失常、传导阻滞等。

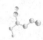

8.房室传导阻滞

（1）Ⅰ度房室传导阻滞。P波后均有QRS波群，PR间期＞0.20s。

（2）Ⅱ度房室传导阻滞。莫氏Ⅰ型（文氏现象）PR间期逐渐延长，直至P波后脱落1次QRS波群，以后又周而复始，形成3∶2、4∶3或5∶4的房室传导比例的阻滞。莫氏Ⅱ型PR间期较为恒定，每隔1个、2个或3个P波后有一个QRS波脱漏，因而分别称为2∶1、3∶2、4∶3房室传导阻滞。

（3）Ⅲ度房室传导阻滞。P波与QRS波群相互无关，心房率比心室率快，心房率可以是窦性或起源于异位，心室率由交界区或心室起搏点维持。

（二）动态心电图检查

动态心电图检查是心律失常诊断的重要方法，能记录24h心电活动，能发现短暂、隐性的心律失常，评价患者活动、症状与心律失常的关系，鉴别良性与恶性心律失常，确定心律失常的诊断，观察药物的作用等。

（三）希氏束电图

希氏束电图是有创性的心腔内心电图，用于研究心律失常的发生机制，鉴别室上性或室性心动过速等。

（四）食管心房调搏

食管心房调搏用于测定窦房结传导时间、窦房结恢复时间等，以评价窦房结功能，对病态窦房结综合征的诊断有重要的意义。

三、诊断

根据明确的心电图表现及相应的临床表现，可对各种类型的心律失常作出相应的诊断。

四、鉴别诊断

各种类型的心律失常主要通过心电图来鉴别。

五、药物治疗

（一）中医治疗

根据急则治其标，缓则治其本的原则，病情急重者首先是消除症状与复脉；病情缓者，则补虚扶正、消除病因以治其本。

1.辨证论治

（1）热毒侵心

证候：恶寒发热，头痛身痛，心悸胸痛，气短乏力，咽痛咳嗽，口干口苦，小便黄赤。舌质红，苔黄或黄腻，脉浮数或结代。

治法：清热解毒，养心复脉。

方药：银翘散合清营汤加减。

加减：咽喉疼痛者，加蒲公英以清热解毒；热重者，加青蒿（后下）、柴胡以清热透邪；发热不甚而恶寒明显者，去水牛角加荆芥穗（后下）以祛风邪；泄泻者，加葛根、黄连以清热利湿；胸闷呕恶者，加法半夏、藿香以行气化湿止呕。

（2）气阴两虚

证候：心悸怔忡，虚烦多梦，或自汗盗汗，或五心烦热。舌淡苔薄白，脉虚数或促涩、结代。

治法：益气养阴。

方药：生脉散加减。

加减：肝肾阴虚明显者，可加用熟地黄、枸杞子、龟板或送服六味地黄丸以滋养肝肾；气阴两虚而致阴虚生热者，可加用黄柏、知母、玄参以滋阴清热；心悸怔忡、虚烦不眠者，加用珍珠母、琥珀末以宁心安神；兼有骨蒸劳热者，加用地骨皮、丹皮、鳖甲以滋阴退蒸。

（3）心阳不振

证候：心悸不安，胸闷气短，面色苍白，畏寒肢冷，乏力气短。舌淡苔白，脉虚微或兼迟缓，或涩或结代。

治法：补益阳气，温振心阳。

方药：参附汤合桂枝甘草汤加减。

加减：心肾阳虚者，可合肾气丸以补肾温阳；若心肾阳虚，虚阳欲脱厥逆者，用四逆加人参汤以温阳益气、回阳救逆；若见大汗淋漓、脉微欲绝等亡阳证，应用参附龙牡汤，并加大剂量山茱萸，以温阳益气固脱。

（4）心血不足

证候：心悸眩晕，乏力，面色无华，唇色淡白。舌质淡红，脉细或结代。

治法：补血养心。

方药：归脾汤加减。

加减：心悸怔忡、不寐者，加磁石、朱砂等以养心安神；兼五心烦热、腰膝酸软、两目干涩等肝肾阴虚表现者，可合六味地黄丸补益肝肾；兼食欲缺乏、便溏者，可合四君子汤以健脾益气；兼中气不足，可用补中益气汤以补中益气。

（5）心脉瘀阻

证候：心悸不安，胸闷不舒，心前区刺痛，入夜尤甚，或见唇甲青紫。舌质紫暗或瘀斑、瘀点，脉涩或结代。

治法：活血化瘀，通脉止悸。

方药：血府逐瘀汤加减。

加减：血瘀气滞并重者，加用沉香以辛香理气；气虚血瘀者，用人参养营汤合桃红四物汤加减以益气活血；兼阳虚者，可加细辛、桂枝或肉桂、干姜等以温阳散寒，或人参、附子等以温阳益气。

（6）痰扰心脉

证候：心悸胸闷，眩晕恶心，头重身倦，痰多咳嗽。舌苔浊腻，脉弦滑或涩或结代。

治法：通阳泄浊，涤痰开结。

方药：温胆汤加减。

加减：若痰黏稠、色黄、大便干、腹胀、苔黄腻者，可加黄连、瓜蒌以清热化痰；如痰瘀交阻者，可加丹参、郁金、红花以活血化瘀；如兼气滞者，可加青皮、佛手以宣畅气机；如兼偏瘫、麻木、舌謇、颤抖者，加竹沥、僵蚕、天竺黄等以清热化痰息风。

（7）阴虚火旺

证候：心悸不宁，心烦易怒，失眠多梦，或有低热，或五心烦热，口舌干燥，小便黄短，大便干结。舌红少津，脉细数或促涩。

治法：滋阴清火，养心安神。

方药：黄连阿胶汤加减。

加减：兼肾阴亏虚、遗精腰酸者，加龟板、熟地黄以滋阴补肾；虚烦不寐、心火偏旺者，加山栀子、淡竹叶，或用朱砂安神丸以清心火、宁心神；阴虚夹有瘀热者，可加丹参、赤芍、丹皮、知母等以清热凉血、活血化瘀；兼有痰热者，加用黄连温胆汤以清热化痰。

（8）心神不宁

证候：心悸怔忡，善恐易惊，坐立不安，失眠多梦，梦中容易惊醒。舌淡苔白，脉虚数或时有结、涩。

治法：养心安神，镇惊定悸。

方药：安神定志丸加减。

加减：兼有心悸气短、纳呆食少、腹胀便溏者，加用黄芪、白术以益气健脾；兼有胸闷不适、时有胸痛、舌有瘀斑等心血瘀阻者，加用丹参、桃仁、红花、川芎以活血化瘀；兼有心悸不安、面色苍白、形寒肢冷等心阳不振表现者，加用桂枝、细辛、附子等温振心阳。

2.中成药治疗

临床上根据辨证可选用中成药，如稳心颗粒、参松养心胶囊、宁心宝胶囊、心宝丸等。

3.外治法

针刺可取神门、心俞、巨阙、足三里、内关等穴，耳针可取交感、神门、皮质下、小肠等穴。

（二）西医治疗

对心律失常的患者要了解病因、诱因、病情、合并疾病等以确定治疗方针、方法。注意治疗原发病和去除诱因。

1.药物治疗目的

纠正心律失常所引起的血流动力学变化、改善症状、预防猝死。心律失常发生猝死高危者识别的主要依据有：

（1）心律失常的种类。

（2）心律失常是否引起严重血流动力学改变，从而引起明显症状。

（3）是否合并器质性心脏病。

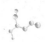

（4）心功能状态。

（5）结合某些检查的结果，如心室晚电位、心率变异性、Q-T间期离散度、食管或心内电生理检查等。

2.抗心律失常药物的致心律失常作用

抗心律失常药物的致心律失常作用是指在应用抗心律失常药过程中，出现与用药无关的、新的心律失常，或使原有的心律失常恶化。所有的抗心律失常药物都有不同程度的致心律失常作用。

3.抗心律失常药物应用的注意事项

（1）严格掌握适应证。

（2）先单一用药，后考虑联合用药。

（3）以最小的剂量取得满意的效果。

（4）在用药过程中要严密观察，特别在开始用药时应进行心电监测。

（5）有时可用血药浓度监测及电生理检查方法，选择及调整抗心律失常药物。

4.快速性心律失常的治疗

（1）窦性心动过速。窦性心动过速的治疗主要是治疗原发病和去除诱因。对低血压引起心动过速者，应补充血容量，贫血引起者应纠正贫血。对原因不明的心动过速，若无明显症状，不需治疗。若有症状，可服用调整自主神经功能的药物和镇静剂，常可收到满意的疗效；也可服用小剂量β受体阻断药，如美托洛尔等。

（2）期前收缩。期前收缩的治疗包括去除病因或诱因及抗心律失常两个方面。根据是否影响心排血量及发展成为严重心律失常的可能性而决定治疗原则。

①无器质性心脏病的患者，偶发期前收缩或无明显症状者，不必进行药物治疗。若症状明显，应解除患者顾虑，纠正诱发因素。必要时可短期应用抗快速性心律失常的Ⅱ类药（β受体阻滞剂）或美西律等不良反应较小的药物。室上性期前收缩常用美托洛尔25～50mg，每日2～3次，或维拉帕米40mg，每日3次。对室性期前收缩，常用美西律100～200mg，每日3～4次；或普罗帕酮150～250mg，每日3次；或胺碘酮0.2g，每日3次。期前收缩消失后胺碘酮0.2g/天，1次/天。

②有器质性心脏病的患者，应针对原发病治疗；有诱发心律失常的因素存在时，应采取措施消除。对有潜在危险性的室性期前收缩，应积极治疗。急需控制

的室性期前收缩可静脉给药，并不很急需控制的室性期前收缩可口服给药。急性心肌梗死早期出现的室性期前收缩，应静脉使用利多卡因或胺碘酮。

（3）异位快速性心律失常

①室上性心动过速。治疗原则为兴奋迷走神经，有迷走神经兴奋法、药物复律法、经食管快速心房起搏法及同步电复律法。A.机械刺激。用力做呼吸运动；或用棉签刺激咽喉引起恶心、呕吐；或按摩颈动脉窦，先压右侧10～15s，无效时再压左侧，不可两侧同时压迫。或压迫眼球，嘱患者闭眼向下看，用手指在眶下按压眼球上部，先右后左，不可两侧同时压迫。在以上操作的同时，进行心脏听诊或记录心电图，一旦心动过速停止，立即停止按压。B.药物治疗。在心电监护下，可选用下列药物复律：维拉帕米或普罗帕酮，经静脉缓慢注入，室上性心动过速终止，立即停药。两药均有负性肌力、负性传导作用，因此有器质性心脏病、心功能不全、传导阻滞者慎用。腺苷或三磷酸腺苷静脉快速注入，往往在10～40s内能终止心动过速。地尔硫䓬、胺碘酮也可使用，但效率不高。C.经食管心房调搏。将食管电极插入食管近左心房处，用高于心动过速心率20%的频率连续刺激4～8次，可迅速终止心动过速。D.同步直流电转复。需要紧急终止发作者，可用同步直流电转复。使用低能量，50Ws足够。E.射频消融治疗。可在心内电生理检查的基础上行射频消融治疗。旁道参与的房室折返性心动过速，射频消融为根治的最好方法，其治疗效果肯定、安全可靠，并发症少，根治率可达98%以上，是房室旁路尤其合并有房颤或房扑的首选治疗。

②室性心动过速。室性心动过速的治疗原则为迅速终止发作，积极治疗原发病，防止复发。治疗措施有如下几种：A.拳击与连咳。紧握拳头叩击患者心前区或让患者连续咳嗽几声，虽对大多患者无效，但快速、简便和安全，有时可终止室速。可能由于拳击或连咳产生10Ws左右能量中断折返所致。B.无血流动力学障碍者常规用以下抗心律失常药物：a.利多卡因。50～100mg静脉注射，1～2min注完。必要时，每5～10min再给50mg，共2～3次，负荷量总量<300mg，有效后以每分钟1～4mg的速度继续滴注维持。b.胺碘酮。静脉注射5～7mg/kg，5min内注入，对利多卡因甚至电击无效者亦可试用。转复窦性心律后可用0.5～1mg/min维持点滴，后改口服维持。C.同步直流电复律。病情严重、伴血流动力学障碍、药物治疗无效时，立即进行同步直流电复律，用低能量20～50Ws复律；若复律失败，可增加能量到100～200Ws。洋地黄中毒引起者不宜使用本方

法。D.射频消融治疗。对于合并有器质性心脏病患者的室速效果较差，如果其他方法无效或进行综合处理时可以试一试，但对无器质性心脏病的室速如分支型室速或单形性室速或流出道起源室速效果较好，可作为首选方法之一。E.埋藏式心脏复律除颤器（ICD）。该方法为各大指南推荐的治疗有危及生命的室性心律失常的首选方法，对持续性和反复发生的室速效果较好。目前对于心肌梗死所致LVEF＜35%，且心肌梗死40天以上，NYHA心功能Ⅱ或Ⅲ级的患者ICD植入亦为ⅠA类适应证。

③房颤与房扑。除去除病因和诱因治疗外，应以控制心室率、转复心律和预防复发为主。控制心室率用毛花苷C静脉注射，剂量同前。有效后可改地高辛0.125～0.25mg口服维持，每日1次。

5.缓慢性心律失常的治疗

（1）窦性心动过缓。无症状性窦性心动过缓无须治疗；有症状者应进行病因治疗和酌情选用M受体拮抗剂、β受体兴奋剂，必要时进行心脏起搏治疗。

（2）病态窦房结综合征

①病因治疗。

②药物治疗可选用β受体兴奋剂、M受体拮抗剂和非特异性兴奋传导促进剂，但对多数患者疗效欠佳。

（3）房室传导阻滞。应针对不同的病因进行治疗。Ⅰ度房室阻滞与Ⅱ度Ⅰ型房室阻滞心室率不太慢者，无须接受治疗。Ⅱ度Ⅱ型与Ⅲ度房室阻滞如心室率显著缓慢，伴有血流动力学障碍，甚至Adams-Stokes综合征发作者，应给予适当治疗。阿托品（0.5～2.0mg，静脉滴注）可提高房室阻滞的心率，适用于阻滞位于房室结的患者。异丙肾上腺素（1～4μg/min静脉滴注）适用于任何部位的房室传导阻滞，但应用于急性心肌梗死时应十分慎重，因可能导致严重室性心律失常。以上药物使用超过数天，往往效果不佳且易发生严重不良反应。因此，对于症状明显、心室率缓慢者，应及早给予临时性或永久性心脏起搏治疗。

（4）室内传导阻滞。首先病因治疗。慢性单束支或单分支阻滞患者如无症状，无须进行治疗。三分支阻滞和双束支阻滞易发展为完全性房室传导阻滞，如伴晕厥症状应及早考虑心脏起搏器治疗。

第三节　心绞痛

心绞痛是当冠状动脉的供血与心肌的需血之间发生矛盾，冠状动脉血流量不能满足心肌代谢的需要，引起心肌急剧的、暂时的缺血与缺氧时，出现的以发作性胸痛为主要表现的临床综合征。

本病在欧洲发达国家常见。一项欧洲研究发现，45～54岁女性的心绞痛患病率为0.1%～1%，而65～74岁女性的患病率则猛增至10%～15%；同样年龄组的男性患病率分别为2%～5%和10%～20%。据此估计，大多数欧洲国家每百万人中有2万～4万心绞痛患者。在40岁以上西方人群中，无并发症的心绞痛年发病率约为0.5%，但存在地区差异。在我国，本病不如欧美多见，但近年来呈增长趋势。

一、临床表现

典型心绞痛是突然发生的位于胸骨体上段或中段之后的压榨性、窒息性疼痛，甚至晕厥、呼吸困难等。

（一）症状

典型的心绞痛具有以下特点：

（1）疼痛发作的诱因。常见的诱因有情绪激动、体力劳动、爬楼、饱餐、寒冷、跑步、吸烟等。

（2）发作突然。很少在发作前有先兆，在发作间歇期可完全无症状。

（3）疼痛部位。典型的部位为胸骨上、中段后部稍偏左，有时可涉及心前区。少数病例发生在胸骨下段或上腹部。疼痛常放射到左肩、左臂前内侧到无名指、小指，有时放射到颈、咽、下颌、牙齿、背部、上腹部。

（4）疼痛性质。呈压榨或窒息感，迫使患者停止一切活动。

（5）疼痛持续时间。1～5min，很少超过15min。休息或去除诱因后可逐渐缓解，舌下含化硝酸甘油片或硝酸甘油气雾剂喷雾后常在1～2min内缓解。

（6）其他症状。心绞痛发作时常见患者有面色苍白、出冷汗、极度疲乏、心悸、胸闷、头晕，甚至晕厥、呼吸困难等。

（二）体征

在部分患者中，心绞痛发作时可出现以下症状：

（1）暂时性血压升高。

（2）窦性心动过速。

（3）心尖部出现第四心音（房性奔马律），在左侧卧位时容易听到。

（4）乳头肌功能失调出现心尖区吹风样收缩期杂音及收缩中、晚期喀喇音。这些异常体征在心绞痛缓解后可变为不明显或消失。

（三）主要并发症

常见并发症有心律失常、心力衰竭，严重者可发生急性心肌梗死。

（四）分型

根据2000年中华医学会心血管分会关于心绞痛的诊断和治疗建议，可将心绞痛分为以下两类。

（1）稳定型心绞痛。心绞痛由体力活动、情绪激动或其他足以增加心肌耗氧量的情况诱发。休息或舌下含服硝酸甘油可迅速缓解。心绞痛发作的性质在1～3个月内无改变，即疼痛发作频率大致相同，疼痛的部位、性质、诱因的程度、持续时间、缓解方式无明显改变。

（2）不稳定型心绞痛。它包括初发劳力性心绞痛、恶化劳力性心绞痛、静息心绞痛、梗死后心绞痛、变异型心绞痛。

二、辅助检查

（一）心电图

ST-T波动态变化是最有诊断价值的心电图表现：症状发作时可记录到一过性ST段改变（常表现2个或以上相邻导联ST段下移≥0.1mV），症状缓解后ST段缺血性改变改善；或者发作时倒置T波呈"伪正常化"，发作后恢复至原倒置状态更具有诊断意义，并提示有急性心肌缺血或严重冠脉疾病。患者出现症状时应再次记录心电图，且需与无症状时或既往心电图对比，注意ST-T波的动态变化。反复胸痛的患者，需进行连续多导联心电图监测，才能发现ST-T波变化及无症状性心肌缺血。静息时心电图在正常范围，可考虑进行活动平板运动等心脏负荷试验以明确诊断。

（二）实验室检查

胆固醇及低密度脂蛋白增高，高密度脂蛋白水平降低，载脂蛋白ApoA水平低，而ApoB水平高于健康人。血小板聚集性增高，血浆TXB_2水平增高，而6-Keto-PGFIa/TXB_2降低，尤以不稳定型心绞痛患者明显。肌酸磷酸肌酶及其同工酶、肌钙蛋白可升高。

（三）X线

心影增大，尤其合并高血压或心功能不全时明显。主动脉屈曲延长，有时有肺淤血等表现。

（四）动态心电图（Holter监测）

可以24h连续记录心电图，观察缺血发作时ST-T改变，有助于诊断、观察药物治疗作用及有无心律失常。

（五）超声心动图

超声心动图检查可发现缺血时左心室射血分数减低和心肌节段性运动减弱，甚至消失。负荷超声心动图的阴性预测值较高。

（六）冠脉CT、MRI

冠脉CT、MRI用于了解冠状动脉硬化及阻塞程度，并通过相关数值评估粥样硬化斑块的性质。

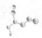

（七）冠状动脉造影及左室造影

冠状动脉造影及左室造影用于诊断和冠状动脉手术前检查。测定冠状动脉狭窄或阻塞部位与范围、阻塞远端血管和侧支循环、左心室功能、有无室壁运动异常或室壁瘤形成等。

三、诊断

（一）病史与症状

根据典型的发作特点和体征，含服硝酸甘油后缓解，结合年龄和存在冠心病易患因素，排除其他原因所致的心绞痛，一般即可建立心绞痛的诊断。根据疼痛的病史、部位、性质、持续时间、诱发因素、缓解方式，进一步确定心绞痛的分型分级诊断。

（二）体征

通常患者无明显阳性体征，当有下列体征时有助于诊断：心前区痛伴心率加快和血压升高；心前区痛伴新加强的第四心音；心前区痛伴新的短暂的心尖部收缩期杂音；心前区痛伴第二心音逆分裂，症状缓解后消失。

（三）辅助检查

各种辅助检查可为心绞痛的诊断提供客观依据。冠状动脉急、慢性缺血时，心电图通常可出现ST段和T波的改变；普通心电图未见明显异常者，可做运动负荷心电图和动态心电图检查；冠状动脉造影能够显示冠状动脉血管各个分支，了解其解剖的详细情况及侧支循环状况，确定冠状动脉病变部位和程度，被称为诊断冠心病的金标准；超声心动图及冠脉CT、MR等检查也可为诊断提供帮助。此外，心肌标志物（如CK、CK-MB、cTn）也可不同程度升高。

四、鉴别诊断

（一）心脏神经官能症

心脏神经官能症者常诉胸痛，但为短暂（几秒钟）的刺痛或持久（几小时）的隐痛，常喜欢不时地深吸一大口气或做叹息性呼吸。胸痛部位多在左胸乳房下心尖部附近，或经常变动。症状与劳累关系不明显，多无明显诱因。胸痛发作时含服硝酸甘油无效或在十多分钟后才有效，常伴有心悸、疲乏及其他神经衰弱的症状。

（二）急性心肌梗死

急性心肌梗死疼痛部位与心绞痛相仿，但性质更剧烈，持续时间可达数小时，常伴有心律失常、心力衰竭及休克，偶有发热，含服硝酸甘油多不能使之缓解。心电图中面向梗死部位的导联ST段抬高，并有异常Q波。实验室检查示：白细胞计数、血清酶（肌酸磷酸激酶、谷草转氨酶和乳酸脱氢酶等）、肌红蛋白、肌凝蛋白轻链或重链、肌钙蛋白I或T等增高，血沉增快。

（三）其他疾病引起的心绞痛

其他疾病引起的心绞痛包括严重的主动脉瓣狭窄或关闭不全、风湿性冠状动脉炎、梅毒性主动脉炎引起冠状动脉口狭窄或闭塞，肥厚型心肌病等均可引起心绞痛，根据其临床表现及相关检查可以鉴别。

（四）肋间神经痛

肋间神经痛疼痛常累及1~2个肋间，但并不一定局限在前胸，为刺痛或灼痛，多为持续性而非发作性，咳嗽、用力呼吸和身体转动可使疼痛加剧，沿神经行经处有压痛，手臂上举活动时局部有牵拉疼痛，故而与心绞痛不同。

（五）不典型疼痛

需与食管病变、膈疝、胆道病变、消化性溃疡病、肠道疾病、颈椎病等相鉴别。

五、药物治疗

（一）中医治疗

胸痹的发作期以标实表现为主，缓解期以本虚表现为主，治疗应本着"急则治标""缓则治本"的原则，在发作期主要选用有速效止痛作用之药剂、气雾剂、丸片剂以迅速控制病情，缓解胸痹；而在缓解期则重在根据不同证型予以补气养阴、活血化瘀等治疗，并针对与发病有关的危险因素采取综合性防治措施，控制或消除危险因素，以预防和减少胸痹的发生。但严重胸痹者，应及时采用中西医结合治疗控制病情，以免发展为真心痛。

本病主要症状是胸痛、胸闷、心悸、短气等，但部分危重病者可以无痛或仅出现面色苍白、大汗淋漓、四肢厥冷、脉微欲绝或脉涩结代等厥脱表现。在发作期必须做出及时处理以缓解心痛，缓解期则给予辨证施治，常以攻补兼施为原则，以减少乃至控制心绞痛发作。

1.发作期治疗

心绞痛发作时舌下含化麝香保心丸、速效救心丸等缓解疼痛。

2.缓解期治疗

（1）心脉瘀阻

证候：心胸剧痛，如刺如绞，部位固定，入夜尤甚，心悸不宁，舌质紫黯，或有瘀点瘀斑，脉沉涩或结代。

治法：活血化瘀，通脉止痛。

方药：血府逐瘀汤加减（《医林改错》）。

若兼胁痛者，加郁金15g、延胡索18g以增强疏肝理气止痛之力；若兼心气阴不足者，加太子参10g、麦冬15g益气养心；若兼心烦失眠者，加酸枣仁15g、夜交藤20g安神助眠。

（2）痰浊痹阻

证候：胸闷如窒而痛，痛引肩背，气短喘促，肢体沉重，体胖多痰，或有咳嗽，呕恶痰涎。舌苔浊腻，脉象弦滑。

治法：化痰泄浊，通阳开胸。

方药：瓜蒌薤白半夏汤加减（《金匮要略》）。

若兼阳虚有寒者，加熟附子（先煎）、肉桂（焗服）助阳散寒；兼心脉瘀阻者，加丹参、三七末（冲服）活血通脉；若痰郁化火者，加黄连、天竺黄清热除痰；若痰扰清窍眩晕者，加天麻、石菖蒲定眩止晕。

（3）寒凝心脉

证候：胸痛彻背，感寒痛甚，胸闷气短，心悸喘息，面色苍白，四肢厥冷，冷汗自出，口淡不渴或吐清涎，小便清长，大便溏薄。舌淡苔白，脉象沉迟。

治法：温通心阳，散寒止痛。

方药：通脉四逆汤加减（《伤寒论》）。

若兼血瘀心脉痛剧者，加丹参、三七末（冲服）活血通脉；若兼气虚者，加吉林参（另炖）补益心气。

（4）气虚血瘀

证候：胸闷心痛，动则加重，神疲乏力，气短懒言，心悸自汗，舌体胖大，有齿痕，舌质暗淡，苔薄白，脉细弱无力或结代。

治法：益气活血，祛瘀止痛。

方药：补阳还五汤加减（《医林改错》）。

若痛甚者，可加失笑散、三七以活血化瘀止痛；若因情志诱发加重者，加柴胡、枳壳、香附以行气活血、舒肝止痛；若见胸脘满闷、纳呆、苔腻者，加陈皮、半夏、白术、茯苓健脾化痰；若腹胀便秘者，加酒大黄、厚朴以除胀通便；若乏力明显、纳少、便溏者，加党参、白术、茯苓、砂仁以益气健脾助运化。

（5）气阴两虚

证候：胸闷隐痛，时发时止，心悸气短，倦怠懒言，面色少华，头晕目眩，遇劳则甚。舌偏红或有齿印，脉细数或结代。

治法：益气养阴，通脉止痛。

方药：生脉散合炙甘草汤加减（《医学启源》《伤寒论》）。

心血虚明显者，可加当归、川芎、白芍以补心血；心烦不眠者，可加酸枣仁、夜交藤以宁心安神；心胸翳痛明显者，加丹参、三七末（冲服）活血通络。

（6）心肾阴虚

证候：胸闷胸痛，心悸盗汗，心烦不寐，腰膝酸软，眩晕耳聋，大便秘结。舌红少苔或无苔，脉象细数。

治法：滋阴补肾，养心安神。

方药：左归饮合天王补心丹加减（《景岳全书》《校注夫人良方》）。

心胸翳痛明显者，加丹参、三七末（冲服）以活血止痛；心气虚弱者，加吉林参（另炖）补气养心；腰痛者，加续断、杜仲补肾壮腰止痛。

（7）心肾阳虚

证候：心胸疼痛，气短乏力，形寒肢冷，面色苍白，下肢浮肿，腰酸无力，或见唇甲青紫。舌淡苔白，脉沉微或迟缓无力。

治法：益气助阳，温络止痛。

方药：参附汤合右归丸加减（《圣济总录》《景岳全书》）。

若兼血瘀心痛者，可加丹参、三七末（冲服）活血通脉；兼尿少水肿者，加茯苓、猪苓利水消肿。

（二）西医治疗

治疗的目的主要在于稳定斑块，防止冠脉血栓形成、发展，甚至破裂而致急性冠脉综合征，预防心肌梗死和猝死，改善生存，降低并发症和病死率；改善严重心肌耗氧与供氧的失平衡，缓解缺血症状，从而减轻症状和缺血发作，改善生活质量。

1.发作时治疗

患者立即停止活动，同时使用硝酸酯制剂扩张冠状动脉以增加冠脉流量，扩张外周静脉以减少静脉回流，减轻心脏前负荷，从而缓解心绞痛。

2.缓解期治疗

（1）硝酸酯制剂。例如，硝酸异山梨醇、单硝酸异山梨醇、外用硝酸甘油制剂。适用于预防休息或夜间睡眠时心绞痛发作。

（2）β受体阻滞剂。它阻断拟交感胺类对心率和心收缩力受体的刺激作用，减慢心率，降低血压，减低心肌收缩力和氧耗量，从而缓解心绞痛发作。常用药物有美托洛尔、比索洛尔。

（3）钙通道阻滞剂。它有抑制心肌收缩、减少心肌耗氧、扩张冠脉、缓解痉挛、改善供血、降低心脏负荷、改善血液流变性等作用。常用药物有维拉帕米、地尔硫䓬、硝苯地平、氨氯地平等。

（4）抗血小板药物。阿司匹林通过抑制环氧化酶和血栓烷的合成达到抗血小板聚集的作用，所有患者只要没有用药禁忌证都应该服用。其主要不良反应为胃肠道出血及过敏。不能耐受阿司匹林的患者，可改用氯吡格雷作为替代治疗。

（5）调脂治疗。他汀类药物是调脂治疗的基石。他汀类药能有效降低胆固醇及LDL-C，并因此降低心血管事件。他汀类药物治疗还有延缓斑块进展，使斑块稳定和抗感染等有益作用。

（6）血管紧张素转换酶抑制剂。对于心绞痛合并高血压、糖尿病、心力衰竭、无症状的左心衰竭及心肌梗死后患者，近几年大量研究结果表明ACEI类药物能降低心血管死亡、心肌梗死、卒中的风险。所有冠心病患者均能从治疗中获益。

第四节　病毒性心肌炎

病毒性心肌炎是指嗜心肌病毒感染引起的以心肌非特异性间质性炎症为主要病变的心肌疾病，常为各种病毒全身性感染的一部分表现，是常见的心肌炎之一。

心肌炎的发病率国内虽无确切报道，但随着风湿热和白喉等所致心肌炎逐渐减少，病毒性心肌炎的发病率呈逐年上升趋势，已超过细菌、真菌、寄生虫性心肌炎，成为当前我国最常见的心肌炎类型。病毒性心肌炎可为流行发病，在病毒流行感染期约有5%的患者发生心肌炎，也可为散在发病。国外尸检资料表明，在青年猝死者中，病毒性心肌炎的检出率为8.6%～12%。另一资料显示，在40岁以下猝死者中，约20%是由心肌炎引起的。病毒性心肌炎在各年龄组均可发病，以儿童和40岁以下的成年人居多。

一、临床表现

病毒性心肌炎临床分为急性、亚急性、慢性3种，发病3个月以内的为急性，3个月到1年的为亚急性，1年以上的为慢性。临床分型也可按症状分为心律失常型、心力衰竭型、急性重症型、猝死型与亚临床型5型。按轻重程度可分为轻、中、重3型。

（一）症状

病毒性心肌炎的临床症状取决于病变的广泛程度和严重性，多数病例呈亚临床型，可以完全没有症状。多数患者在发病前有发热、全身酸痛、咽痛、腹泻等症状，反映全身性病毒感染，但也有部分患者原发病症状轻而不显著，须仔细追

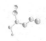

问方被注意到。轻者症状轻微，病毒感染后1～3周可有轻度心前区不适、心悸、胸闷、乏力、恶心、头晕等；症状比较显著的患者，常诉心前区隐痛、心悸等。急性重症者可表现为猝死、严重心律失常、心源性休克或（和）心力衰竭，导致急性期死亡；也可表现为各种心律失常、心包炎或急性心肌梗死等。成年人病毒性心肌炎的临床表现大多较新生儿和儿童病毒性心肌炎为轻，急性期死亡率低，大部分病例预后良好。

（二）体征

轻者心脏不扩大，心脏扩大反映心肌炎广泛而严重。心率增速与体温不相称，或心率异常缓慢，均为心肌炎的可疑征象，心律失常极常见。心尖区第一心音可减弱或分裂，舒张期奔马律，心尖区可能有收缩期吹风样杂音或舒张期杂音，前者为发热、贫血、心腔扩大所致，后者因左室扩大造成的相对性二尖瓣狭窄。杂音响度不超过三级，心肌炎好转后即消失。有心包炎时可有心包摩擦音，重症弥漫性心肌炎患者可出现心力衰竭的体征。

（三）常见并发症

1.心律失常

超过50%的患者可并发心律失常，以房性与室性期前收缩最常见，其次为房室传导阻滞（AVB），此外心房颤动、病态窦房结综合征也可出现。心律失常是造成猝死的原因之一。部分病例相当顽固，严重者为高度或完全性AVB、室性心动过速等，可危及生命。

2.心力衰竭

部分患者进入慢性期后，心脏进行性扩大，心功能减退，形成慢性充血性心衰。少数重症患者在急性期，可突发急性左心衰竭，出现急性肺水肿，救治不及时可致死亡。

3.心源性休克

重症患者心脏泵功能衰竭，使心排血量急骤降低，而导致全身脏器组织血流灌注不足，周围循环衰竭，救治不及时可迅速致死。

二、辅助检查

（一）血液生化检查

急性期血沉可增速，部分患者肌酸磷酸激酶（CK）及其同工酶（CK-MB）、乳酸脱氢酶、谷草转氨酶增高。血清肌钙蛋白T（cTnT）、肌钙蛋白I（cTnI）检测对心肌损伤的诊断具有较高的特异性和敏感性，其定量检查有助于心肌损伤范围和预后的判断。动态检测血清cTnI对病情判断有一定临床价值，血清cTnI浓度1峰与2峰的峰值比k值可作为预后评价的重要指标之一。血清cTnI水平是目前诊断较CK-MB更为敏感的心肌损伤标志物。临床心肌酶普检出率低于实际增高，血清肌钙蛋白（cTnT或cTnI）有高特异性，但血清肌钙蛋白不增高仍不能排除心肌炎可能。

（二）病毒学检查

从心内膜、心包液中分离出病毒或检出病毒抗原为高度相关；从咽拭子或粪便中分离出病毒并伴有血清相应抗体效价升高4倍，或1∶32的特异性IgM抗体为中度相关；从咽拭子或粪便中分离出病毒，或仅有血清抗体效价升高4倍，或仅有1∶32的特异性IgM抗体为低度相关。

（三）心电图检查

病毒性心肌炎的心电图改变变化多样，以心律失常和ST-T改变最为多见，敏感性较高，但特异性差。心律失常以室性期前收缩最常见，室性期前收缩占各类期前收缩的70%，可为单源性，也可为多源性、成对室性期前收缩。ST-T改变以T波倒置或降低常见，有时可呈缺血型T波变化；ST段可有轻度移位，ST段呈水平型或下斜型下移≥0.01mV或ST段异常抬高，偶尔可见异常Q波。在心电图检查中，排除正常功能性及其他病理性因素，才可以考虑诊断心肌炎可能。

（四）X线检查

局灶性心肌炎无异常变化，弥漫性心肌炎或合并心包炎的患者心影扩大，心搏减弱，严重病例因左心功能不全有肺淤血或肺水肿征象。

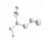

（五）超声心动图检查

病毒性心肌炎的超声心动图改变无特异性，可有左室收缩或舒张功能异常、节段性及区域性室壁运动减弱、室壁厚度增加、心肌回声反射增强和不均匀、右室扩张及运动异常。

（六）同位素心肌显像

同位素心肌显像属无创检查，易被患者接受，是一种可靠的筛选心肌炎的方法。病毒性心肌炎患者进行^{99}Tm-MIBI心肌灌注断层显像，主要表现为花斑样改变或（和）局灶性放射性稀疏，而在早期及（或）症状较轻之患者，亦可无阳性改变。

（七）心内膜心肌活检（EMB）和组织学诊断

EBM能从组织形态学、免疫学和组织化学方面证实病毒性心肌炎的存在，是诊断病毒性心肌炎的金标准。但也有欠缺之处：

（1）心肌炎组织学诊断标准的差异。

（2）局灶性心肌炎的取材误差。

（3）组织评价的特异性，在同一组织切片诊断标准和认识的不同，观察者之间可有明显差别。

此外，该检查有引起心律失常和心室穿孔等危险，一般不作为常规检查项目。

三、诊断

根据1999年中华心血管学会拟订的成人急性心肌炎诊断参考标准，诊断要点如下：

（一）病史与体征

在上呼吸道感染、腹泻等病毒感染后3周内出现心脏表现，如出现不能用一般原因解释的感染后重度乏力、胸闷、头昏、心尖第一心音明显减弱、舒张期奔马律、心包摩擦音、心脏扩大、充血性心力衰竭或阿斯综合征等。

（二）上述感染后3周内新出现下列心律失常或心电图改变

（1）心动过速、房室传导阻滞、窦房阻滞或束支阻滞。

（2）多源性、成对室性期前收缩，自主性房性或交界性心动过速，阵发性或非阵发性室性心动过速，心房或心室扑动或颤动。

（3）两个以上导联ST段呈水平型或下斜型下移≥0.01mV或ST段异常抬高或出现异常Q波。

（三）心肌损伤的参考指标

病程中血清心肌肌钙蛋白I或肌钙蛋白T（强调定量测定）、CK-MB明显增高。超声心动图示心腔扩大或室壁活动异常和（或）核素心功能检查证实左室收缩或舒张功能减弱。

（四）病原学依据

（1）在急性期从心内膜、心肌、心包或心包穿刺液中检测出病毒、病毒基因片段或病毒蛋白抗原。

（2）病毒抗体。第二份血清中同型病毒抗体（如柯萨奇B组病毒中和抗体或流行性感冒病毒血凝抑制抗体等）滴度较第一份血清升高4倍（2份血清应相隔2周以上）或一次抗体效价≥640者为阳性，320者为可疑阳性（如以32为基础者则宜以≥256为阳性，128为可疑阳性，根据不同实验室标准做决定）。

（3）病毒特异性IgM。以≥320者为阳性（按各实验室诊断标准，需在严格质控条件下）。

对同时具有上述（一）、（二）（两项中任何一项）、（三）中任何两项，在排除其他原因心肌疾病后，临床上可诊断急性病毒性心肌炎。如同时具有（四）第（1）项者，可从病原学上确诊急性病毒性心肌炎；如仅具有（四）中（2）、（3）项者，在病原学上只能拟诊为急性病毒性心肌炎。如患者有阿斯综合征发作、充血性心力衰竭伴或不伴心肌梗死样心电图改变、心源性休克、急性肾衰竭、持续性室性心动过速伴低血压或心肌心包炎等一项或多项表现，可诊断为重症病毒性心肌炎。如仅在病毒感染后3周内出现少数期前收缩或轻度T波改变，不宜轻易诊断为急性病毒性心肌炎。对难以明确诊断者，可进行长期随访，

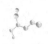

可做心内膜心肌活检进行病毒基因检测及病理学检查。

四、鉴别诊断

（一）风湿性心肌炎

两者都可有抗溶血性链球菌溶血素"O"增高、血沉增快、心肌酶增高及心电图改变等。但风湿性心肌炎常伴有大关节炎、皮下小结、环形红斑及心脏杂音，病毒学检查阴性，抗风湿治疗有效。

（二）冠心病

两者均可出现心前区疼痛及ST-T改变等，但冠心病年龄多较大，常有多种冠心病危险因素，心前区疼痛多因劳累、情绪激动、天气寒冷等诱因发作，可应用硝酸酯类药物缓解。如患者无心肌梗死，短期内出现心律失常且演变迅速，如Ⅰ度房室传导阻滞很快演变成Ⅱ、Ⅲ度房室传导阻滞，则要多考虑心肌炎，冠状动脉造影可鉴别。

（三）二尖瓣脱垂综合征

二尖瓣脱垂综合征多见于年轻女性，心电图上可有ST-T改变及各种心律失常。多数患者在心尖部有收缩中晚期喀喇音或伴收缩晚期或全收缩期杂音，超声心动图检查可鉴别。

（四）β受体亢进综合征

两者均为年轻患者多见，均有心电图ST-T改变及窦性心动过速等，但β受体亢进综合征患者常有一定精神因素为诱因，主诉多变，普萘洛尔试验可使ST-T改变恢复正常。病毒性心肌炎所致ST-T改变，一般不能在用药后片刻内使之恢复正常。

（五）甲状腺功能亢进症

甲状腺功能亢进症多见于20～40岁女性，以神经兴奋性与机体代谢增高为主要表现，如兴奋、易激动、怕热多汗、心率增快、体重下降、食欲亢进、双手细颤等，伴有双眼突出和甲状腺肿大等体征，血清T_3、T_4增高，甲状腺^{131}I摄取率增高。

（六）原发性心肌病

原发性心肌病起病慢，无前驱感染史，无病毒感染证据，活检以心肌肥大或心肌变性坏死为主，超声心动图示心室腔明显扩大等可鉴别，但与心肌炎晚期鉴别较难。

（七）结缔组织病

结缔组织病为多脏器病变，主要表现为心脏、肾脏、肺部、关节等；病毒性心肌炎除心脏病变外，病毒感染亦可导致其他器官的损害，如皮肤疱疹样改变。结缔组织病和病毒性心肌炎外周血中均可检测到抗心肌抗体，但前者主要有自身特异性抗体等检测指标，如抗核抗体、RF；后者病毒特异性抗体IgM阳性，心内膜心肌活检找到病毒抗原或病毒基因。

（八）其他

部分疾病如尿毒症、肠伤寒、大叶性肺炎、菌痢、立克次体感染亦可伴发心肌炎，通常程度较轻，均有原发病的相应表现，不难鉴别。

五、药物治疗

（一）中医治疗

1.辨证治疗

根据不同类型的病毒、不同的患者，以及同一患者不同时期的证候特点，主要可以概括为下列六种基本证型，并给予相应的治疗。

（1）热毒侵心

证候：恶寒发热，头痛身痛，心悸胸痛，气短乏力，咽痛咳嗽，口干口苦，小便黄赤，舌质红，舌苔黄，脉浮数或促结代。

治法：清热解毒，养心复脉。

方药：银翘散合清营汤加减。

咽喉疼痛者加蒲公英20g以清热解毒；热重者加青蒿12g（后下）、柴胡15g以退热；发热不甚而恶寒明显者去水牛角，加荆芥穗12g（后下）以解表散寒；泄泻者加葛根25g、黄连9g以清利湿热止泻；胸闷呕恶者加法半夏12g、藿香12g以宽胸止呕。

（2）湿毒犯心

证候：恶寒发热，腹痛腹泻，腹胀纳呆，恶心呕吐，困倦乏力，心悸胸闷，舌苔黄腻，脉濡滑数或促或结代。

治法：清热化湿，宁心复脉。

方药：香连丸（汤）合甘露消毒丹加减。

表证明显者去木香、白蔻仁，加防风12g、苏叶12g；胃纳欠佳者加谷芽25g消食和胃；呕吐者加法半夏12g降逆止呕。

（3）阴虚内热

证候：心悸不宁，心烦不安，失眠多梦，口干咽燥，手足心热，潮热盗汗或低热不退，小便短少，大便秘结，舌红少津，脉细数或促、结代。

治法：滋阴清热，益心复脉。

方药：复脉汤加减。

心悸甚者加生龙齿30g重镇潜阳安神定惊；心烦不眠者加苦参12g、黄连3g、夜交藤30g以清心除烦。

（4）气阴两虚

证候：心悸怔忡，气短乏力，自汗盗汗，舌红苔白，脉虚数或促、涩、结代。

治法：补气养阴，益心复脉。

方药：生脉散合五味子汤加减（《景岳全书》）。

方中人参通常选用东北人参，若阴虚明显者可择用西洋参，若无人参者可改用党参25g以益气。若心气虚衰，心悸喘咳者，人参增至12g，并加葶苈子12g、鹿衔草12g补益心气、止咳平喘；若兼水肿者，加茯苓皮30g、泽泻20g、猪苓20g利水消肿；若自汗盗汗者，加煅龙骨、煅牡蛎各30g（先煎）潜阳敛汗；若虚烦失眠者，加酸枣仁18g、柏子仁12g交通心肾。

（5）阴阳两虚

证候：心悸气短，动则喘憋，甚或倚息不得卧，胸闷痛，畏寒肢冷，乏力，自汗不止，水肿，面色晦暗或发绀，舌暗淡苔白，脉虚数或促、结代。

治法：温阳益气，养阴通脉。

方药：炙甘草汤加减。

方中人参通常选用红参或新开河参，阴虚明显者选用西洋参。畏寒肢冷脉迟者加制附子12g（先煎）温阳散寒；心胸翳闷者去阿胶、生地，加丹参18g、三七3g、降香15g行气宽胸，活血通络；若喘咳胸闷者，去阿胶、生地，加瓜蒌15g、薤白15g、法半夏12g宽胸化痰止咳；若尿少水肿者，加茯苓皮30g、猪苓25g、泽泻25g利水消肿。

（6）阳虚欲脱

证候：起病急骤，心悸气短，不能平卧，烦躁不安，自汗不止，四肢厥冷，舌淡苔白，脉微欲绝。

治法：回阳固脱。

方药：参附龙牡救逆汤。

喘咳胸闷者加瓜蒌15g、薤白15g、肉桂3g（焗服）温阳化痰，止咳宽胸。本证系急性循环衰竭，病情危重，宜中西医结合抢救。

2.中成药

口服药，如抗病毒口服液、板蓝根冲剂、玉屏风颗粒冲剂、生脉饮等。注射针剂可根据辨证酌情选用生脉注射液、黄芪注射液、参附注射液等。

3.针刺

选心俞、厥阴俞、内关、太冲或心俞、厥阴俞、内关、阳凌泉、三阴交、劳宫。单侧取穴，并随证加减，每日1次，1周为1个疗程。适用于心悸、胸痹者。

（二）西医治疗

本病至今无特效治疗，一般采用对症及支持疗法，主要为减轻心脏负荷，注意休息和营养，改善心肌代谢及调节免疫功能的药物。

1.一般治疗

急性病毒性心肌炎主要病理改变是广泛散在心肌细胞坏死灶及周围间质炎性细胞浸润。急性期应卧床休息，直至热退、心率、心律、心脏大小及心功能基本恢复正常。安静卧床休息可使心率、血压、每搏输出量降低，可以减轻心脏负荷。有严重心律失常、心衰的患者，卧床休息1个月，半年内不参加体力活动；

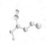

无心脏形态改变者，休息2周，3个月内不参加重体力活动。饮食以富有营养、容易消化为原则，食物中以高维生素、优质蛋白、适量碳水化合物为主。居住环境的空气应保持流通、新鲜，并应及时退热、止痛、解除焦虑等对症处理，以减轻心脏负荷，患者烦躁不安、心前区痛，可用解热镇静剂；有严重心律失常者，应进行连续心电监护，防止严重心律失常和猝死；必要时给予氧疗。

2.抗病毒治疗

抗病毒治疗可应用于疾病的前三周，动物实验的结果表明，病毒在心肌细胞内的存在不超过18天。抗病毒的药物常选择干扰素。α-干扰素能够阻断病毒的复制，调节细胞免疫功能。动物实验表明，干扰素对柯萨奇B_3病毒感染的心肌有保护作用，有体内抗柯萨奇病毒的作用。基因工程制备的α-干扰素每支300万单位，每日肌内注射1支，连用2周。

3.免疫抑制剂治疗

免疫抑制剂可使病毒复制加剧，多数学者主张在病程早期不宜常规合用激素，以免抑制内源性干扰素合成而加速病毒繁殖，加重心肌损害。对重症患者，即以突然泵衰竭或严重心律失常为主要临床表现、可在短期内引起死亡或猝死者，尤其是高度房室传导阻滞或阿斯综合征时，激素治疗可抑制免疫反应，减轻心肌炎症，减轻毒素症状，能帮助患者度过危险，起到挽救生命的作用，故在重症心肌炎早期使用激素治疗。在病程的后期证实心肌病变由免疫反应所引起者可使用激素。常用泼尼松每日 30～40mg 或地塞米松每日 4～10mg，分 3～4 次口服，2 周后逐渐减量；或先用醋酸地塞米松 10～20mg 或醋酸氢化可的松 100～300mg/d，分次静脉滴注，连用 3～7 天，待病情稳定后改口服，并迅速减量至停用。激素疗程不宜过长，以防继发感染，同时应注意停用激素后病情复发。个别病例应用硫唑嘌呤 100mg/d，分次口服。

免疫球蛋白（IgG）：适用于急性、重症病例。IgG能中和免疫复合物、过敏原及微生物毒素，功能性封闭单核巨噬细胞的FC受体，尤其是针对病毒性感染有明显疗效，可防止病毒复制及心肌炎的发生。用量为400mg/（kg·d），连用3～5天。

4.营养心肌等辅助治疗

临床可使用大剂量的维生素C，每日 3～5g 加入 5% 葡萄糖中静脉滴注；辅酶A50～100U、肌苷200～400mg肌内注射或静脉注射，每日1次；细胞色素

C15~30mg静脉注射，每日1~2次，但使用前应做皮试，无过敏反应后方可使用；三磷酸腺苷（ATP）或三磷酸胞苷（CTP）20~40mg肌内注射，每日1~2次；辅酶Q_{10}每日30~60mg口服，肌内注射或静脉注射10mg，每日2次。门冬氨酸钾镁20~40mL加入葡萄糖中静脉滴注，每日1次，可以补充钾和镁，改善心肌代谢，纠正心律失常。以上药物可以根据病情适当搭配或联合应用，10~14天为1个疗程。

5.并发症治疗

（1）心力衰竭患者。按心力衰竭的治疗常规纠正心力衰竭，根据具体病情使用利尿剂、洋地黄、ACE抑制剂、β受体阻滞剂。使用洋地黄时用量宜小，因心肌有炎症坏死应慎用洋地黄类药物。

（2）严重的心律失常。可根据病情慎重选择抗心律失常药物。非危险性心律失常，如偶发室性期前收缩、单源性频发室性期前收缩、房性期前收缩，可先观察而不一定给予抗心律失常药物。如有完全房室传导阻滞，应使用临时体外起搏器。Ⅱ度以上房室传导阻滞、病态窦房结综合征患者，可短程应用地塞米松10mg静脉滴注，每日1次；不能恢复者安装起搏器。

第三章 神经系统疾病诊疗与中西药物应用

第一节 特发性面神经麻痹

特发性面神经麻痹，又称为面神经炎，或称为贝尔麻痹，系茎乳突孔内面神经急性非特异性炎症引起周围性面神经麻痹。临床表现以一侧面部表情肌瘫痪为特点。本病在任何年龄均可发病，但以20～40岁最为多见，男性略多于女性，绝大多数为一侧面部表情肌瘫痪，双侧者少见，仅为0.5%。其年发病率欧美国家为（11.5～53.3）/10万，我国流行病学调查年发病率约为42.5/10万。

该病确切病因未明，可能与病毒感染或炎性反应等有关。临床特征为急性起病，多在3天左右达到高峰，表现为单侧周围性面瘫，无其他可识别的继发原因。该病具有自限性，但早期合理的治疗可以加快面瘫的恢复，减少并发症。

一、临床表现

（一）临床症状

（1）任何年龄、季节均可发病。

（2）急性起病，病情多在3天左右达到高峰。

（3）部分患者在起病前几天有同侧耳后、耳内、乳突区的轻度疼痛，数日即消失，或压迫面神经可产生不适感觉。

（4）病侧面部表情肌完全瘫痪者，前额皱纹消失，眼裂扩大，鼻唇沟平坦，口角下垂，露齿时口角歪向健侧。病侧不能做皱额、蹙眉、闭目、鼓气和噘嘴等动作。闭目时，则因眼球转向上、外方露出白色的巩膜（Bell征）。鼓颊和吹口哨时，因患侧口唇不能闭合而漏气。进食时，食物残渣常滞留于病侧的齿颊间隙内，并常有口水自该侧淌下。泪点随下睑外翻，使泪液不能按正常引流而外溢。病侧的眼轮匝肌反射减弱或消失，眼睑震颤明显减弱。当出现瞬目减少、迟缓、闭目不拢时，可继发同侧角膜或结膜损伤。

（二）体征

本病主要表现为单侧周围性面瘫，如受累侧闭目、皱眉、鼓腮、示齿和闭唇无力，以及口角向对侧喎斜；可伴有同侧耳后或乳突压痛。根据面神经受累部位的不同，可伴有同侧舌前2/3味觉消失、听觉过敏、泪液和唾液分泌障碍。

（三）不典型表现

双侧周围性面瘫；既往有周围性面瘫史，再次发生同侧面瘫；只有面神经部分分支支配的肌肉无力；伴有其他脑神经的受累或其他神经系统体征。当出现如上不典型表现时，需警惕其他神经系统疾病所致面瘫可能。

（四）常见并发症

特发性面神经麻痹如不恢复或不完全恢复时，常可产生瘫痪肌的挛缩、面肌抽搐或联带运动等并发症。更有在进食咀嚼时（尤其是浓味食物），即有病侧眼泪流下（鳄泪征）；或出现颞部皮肤潮红、局部发热、汗液分泌等现象（耳颞综合征）。

二、辅助检查

（1）实验室一般项目的检查多无异常改变，部分因风湿性面神经炎、茎乳突孔内的骨膜炎而致的面神经麻痹，可能出现血常规升高、血沉加快等。所以，一般对于特发性面神经麻痹的患者不建议常规进行化验、影像学和神经电生理检查。

（2）当临床需要判断预后时，在某些情况下，神经电生理检测可提供一定帮助。运动神经传导检查可以发现患侧面神经复合肌肉动作电位波幅降低，发病1~2周后针极肌电图可见异常自发电位。面肌瘫痪较轻的患者，由于通常恢复较好，一般不必进行电生理检查。对于面肌完全瘫痪者，可以根据需要选择是否行

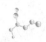

神经电生理测定，在发病后1～2周进行测定时，可能会对预后的判断有一定指导意义。当面神经传导测定复合肌肉动作电位波幅不足对侧10%，针极肌电图检测不到自主收缩的电信号时，近半数患者恢复不佳。

三、诊断

（1）急性起病，通常3天左右达到高峰。

（2）单侧周围性面瘫，临床表现主要为一侧面部表情肌瘫痪、患侧额纹消失、眼裂扩大、鼻唇沟变浅、口角下垂、露齿时口角歪向健侧，伴或不伴耳后疼痛、舌前三分之一味觉减退、听觉过敏、泪液或唾液分泌异常。

（3）排除继发原因。

四、鉴别诊断

在所有面神经麻痹的患者中，70%左右为特发性面神经麻痹，30%左右为其他病因所致，如吉兰-巴雷综合征、多发性硬化、结节病、Mobius综合征、糖尿病周围神经病、脑炎（真菌、病毒、细菌）、人类免疫缺陷病毒感染、莱姆病、中耳炎、带状疱疹病毒感染、梅毒、脑干卒中、面神经肿瘤、皮肤肿瘤、腮腺肿瘤及面神经外伤等。对于急性起病的单侧周围性面瘫，在进行鉴别诊断时，主要通过病史和体格检查，寻找有无特发性面神经麻痹不典型的特点。当临床表现不典型，或发现可疑的其他疾病线索时，需要根据临床表现评估实验室检查的价值，确定是否需要开展相关针对性的检查。常见的鉴别疾病如下。

（一）急性感染性多发性神经根神经炎

该病可有周围性面神经麻痹，但常为双侧性。其典型的临床表现有前驱感染病史，对称性的肢体运动和感觉障碍，四肢下运动神经元性瘫痪，以及脑脊液中蛋白质细胞分离现象。

（二）颅后窝病变

颅后窝病变，如桥小脑角肿瘤、颅底脑膜炎，以及鼻咽癌颅内转移等原因所致的面神经麻痹，多伴有面神经核邻近的颅神经核或长束受损。

（三）大脑半球病变

大脑半球病变（如肿瘤、脑血管意外等）出现的中枢性面瘫仅仅限于病变对侧下面部表情肌的运动障碍，而上面部表情肌运动（如闭眼、皱额）则仍正常，且常伴有躯体偏瘫，不难鉴别。

五、药物治疗

（一）中医治疗

1.辨证方药

本病辨证论治当辨急缓。病发初起，多因外感风寒、风热之邪引起；久病则风邪与痰、瘀互结，甚至伤及正气。故本病的治疗方面，初期以疏散风邪为主，后期多以祛风化痰、益气养血活血等治法为主。

（1）风寒袭络

证候：突然口眼斜，眼睑闭合不全，伴恶风寒，发热，肢体拘挛，肌肉关节酸痛。舌质淡红，苔薄白，脉浮紧或浮缓。

治法：祛风散寒，温经通络。

方药：麻黄附子细辛汤加味（《伤寒论》）。

加减：表虚自汗者，去炙麻黄，加黄芪、白术以益气固表；兼头痛者，加羌活、防风、白芷、蔓荆子或通天口服液以祛风止痛；兼痰浊阻络者，加胆南星、白芥子以化痰通络。

（2）风热袭络

证候：突然口眼斜，眼睑闭合不全，伴口苦，咽干微渴，肢体肌肉酸楚。舌边尖微红，舌苔薄黄，脉浮数或弦数。

治法：疏风清热，活血通络。

方药：大秦艽汤加减（《素问病机气宜保命集》）。

加减：若风热表证明显者，可去细辛、羌活，加桑叶、蝉蜕以加强疏散风热之力；兼头痛目赤者，加夏枯草、栀子以清肝泄热；兼风痰阻络者，加白附子、浙贝母、胆南星以祛风化痰。

（3）风痰阻络

证候：突然口眼斜，眼睑闭合不全，或面部抽搐，颜面麻木作胀，伴头重如蒙，胸闷或呕吐痰涎。舌胖大，苔白浊或腻，脉弦滑。

治法：祛风化痰，通络止痉。

方药：牵正散加味（《杨氏家藏方》）。

加减：若面肌抽搐频发者，加地龙、生龙齿以助息风通络止痉；若病久见瘀血之象者，加当归尾、鸡血藤、川芎以活血化瘀。

（4）气虚血瘀

证候：口眼㖞斜，眼睑闭合不全日久不愈，面肌时有抽搐。舌质淡暗，苔薄白，脉细涩或细弱。治法益气活血，通络止痉。

方药：补阳还五汤加减（《医林改错》）。

加减：偏寒者，加桂枝、细辛以加强辛温解表散寒之力；兼痰浊者，加白芥子、法半夏、胆南星以助化痰之功。

2.敷贴疗法

取穴：取患侧颊车、地仓、颧髎、下关、阳白。药物选择：用马钱子粉0.2g或蓖麻子仁捣烂，取绿豆粒大一团，敷于上选穴位，外贴固定，每次30～60min。

（二）药物治疗

（1）糖皮质激素。对于所有无禁忌证的16岁以上患者，急性期尽早使用糖皮质激素口服治疗，可以促进神经损伤尽快恢复，改善预后。通常选择泼尼松或泼尼松龙口服，30～60mg/d，连用5天，之后于5天内逐步减量至停用。发病3天后使用糖皮质激素口服是否能够获益尚不明确。儿童特发性面神经麻痹恢复通常较好，使用糖皮质激素是否能够获益尚不明确；对于面肌瘫痪严重者，可以根据情况选择。

（2）抗病毒治疗。对于急性期的患者，可以根据情况尽早联合使用抗病毒药物和糖皮质激素，可能会有获益，特别是对于面肌无力严重或完全瘫痪者；但不建议单用抗病毒药物治疗。抗病毒药物可以选择阿昔洛韦或伐昔洛韦，如阿昔洛韦口服每次0.2～0.4g，每日3～5次，或伐昔洛韦口服每次0.3g，每日2次，疗程7～10天。

（3）神经营养剂。临床上通常给予B族维生素，如甲钴胺和维生素B等。

第二节　运动神经元病

运动神经元病（motor neuron disease，MND）是一组病因不明、选择性侵犯脊髓前角细胞、脑干运动神经核、大脑皮质及锥体束的进行性致死性神经系统变性疾病。临床以上、下运动神经元损害并存为特征，根据上、下运动神经元受累情况分为四种类型，同时有上、下运动神经元损害体征，称为肌萎缩侧索硬化（amyotrophic lateral sclerosis，ALS）；仅有上运动神经元损害体征，称为原发性侧索硬化（primary lateral sclerosis，PLS）；仅有下运动神经元损害体征，称为进行性脊肌萎缩（progressive spinal muscle atrophy，PMA）；以脑干后组脑神经运动核损害体征为主，称为进行性延髓麻痹（progressive bulbar palsy，PBP）。

ALS为最常见的代表性疾病，以进行性肌无力、萎缩、肌束颤动、延髓麻痹和锥体束征为主要表现，年发病率为（1~2）/10^6，患病率为（6~8）/10^6，平均生存期3~5年，超过50%的患者发病后3年内死亡，约20%的患者存活5~10年，5%的患者存活超过10年，最终多死于呼吸衰竭或并发的肺部感染。5%~10%的ALS有家族遗传病史。

一、临床表现

本病起病隐袭，缓慢进展，以50~75岁为发病高峰年龄，男性多于女性。其早期临床表现多样，约75%的患者从单侧上肢远端起病，首发症状为手指运动不灵活或握力减弱，精细动作变差，手部小肌肉如大鱼际肌、小鱼际肌、蚓状肌萎缩，逐渐累及近端肌群、肩胛带肌，出现举臂、抬肩无力和肩胛下垂，伸肌无力较屈肌无力明显，随病情进展可扩展至下肢、躯干及颈部。部分患者从下肢起病，肌无力前常先出现肌肉痛性痉挛，后出现垂足，上楼、蹲起动作完成困难，或伴肢体僵硬，逐渐丧失行走能力。累及胸锁乳突肌时患者出现转颈、抬头无力。体检可发现受累肢体及颈部、躯干部肌无力、肌肉萎缩，伴肌束颤动，腱反射活跃至亢进，病理征阳性等上、下运动神经元损害表现。在出现明显肌肉萎缩无力的区域，如果腱反射不低甚至活跃，即使没有病理征，也可提示上运动神经元损害。

约25%的患者以延髓麻痹为首发症状，但通常较晚受累，多先出现构音不清，表现为说话缓慢费力、缺乏音量控制的痉挛性构音障碍，或鼻音重、音调低、音量小等弛缓性构音障碍，逐渐出现吞咽困难，进食呛咳，在早期进食流质较进食固体食物困难，随后伴咀嚼无力、进食时间延长、流涎。部分患者可出现假性延髓性麻痹症状如强哭、强笑，体检提示面肌无力，舌体运动不灵活、缓慢，舌肌萎缩、震颤，吸吮反射、下颌反射阳性。

以呼吸肌无力为首发症状罕见，大部分在后期隐袭出现，表现为胸闷、呼吸困难、咳嗽无力，甚至端坐呼吸、夜间呼吸困难等，后期因二氧化碳潴留可见晨起头痛、白天嗜睡，体检可见双肺呼吸音减弱、辅助呼吸肌做功。疲乏感及体重下降也是常见症状。约5%的患者合并额颞叶痴呆，表现为认知功能障碍和人格障碍。本病眼外肌及括约肌不受累。少数患者可有肢体麻木、疼痛等主观感觉异常，但无客观感觉障碍，部分可能与合并周围神经嵌压有关。

二、辅助检查

（一）神经电生理检查

神经电生理是临床体格检查的延伸，可发现亚临床改变，对于本病的早期诊断及鉴别诊断具有重要意义。所有怀疑本病的患者均应行规范的神经电生理检查，并结合临床分析，必要时密切随访并间隔3个月复查。

1.神经传导测定

神经传导测定主要表现为运动复合肌肉动作电位波幅下降。随病程进展远端运动潜伏期可轻微延长，运动神经传导速度可轻度减慢，但无局灶性传导阻滞，感觉神经传导测定一般正常。早期F波无明显改变，晚期由于运动单位减少可见F波出现率下降，F波传导速度相对正常。

2.针极肌电图

最突出的电生理特点为同一肌肉的进行性失神经与慢性失神经并存，可在延髓、颈髓、胸髓、腰髓四个区域中的三个或以上广泛分布，进行性失神经表现如纤颤电位、正锐波、束颤电位及复合重复放电等，慢性失神经表现如运动单位电位时限延长、波幅增高、多相波增多，大力收缩时运动单位募集减少、波幅增高，出现单纯相或高波幅的混合相。

（二）神经影像学检查

神经影像学检查主要用于鉴别由于颅底、脑干、脊髓或椎管结构性病变导致的类似表现的其他疾病。本病颅脑MRI可见皮层轻度萎缩，T_2加权像或弥散张量序列上显示沿锥体束通路的高信号。

（三）肌肉活检

早期可见散在小范围的萎缩性Ⅰ型和Ⅱ型纤维，后期可见群组萎缩现象。但本病确诊不需行神经或肌肉活检，主要用于与其他疾病如包涵体肌炎等肌病鉴别。

三、诊断

根据隐袭起病，进行性加重，肌无力、肌萎缩、肌束震颤、腱反射亢进（或减弱）和病理征等上运动神经元、下运动神经元损害表现，无感觉障碍，针极肌电图为广泛神经源性损害等，可作出临床诊断。但由于疾病早期表现多样且缺乏特异性诊断指标，为及早确诊带来了困难。

1994年世界神经病学联盟提出了El Escorial诊断标准，并在1998年、2008年先后对其进行了修订补充，强调了电生理检查与临床检查的等价性，可作为下运动神经元损害的诊断依据。2012年中华医学会神经病学分会肌电图与临床神经电生理学组、中华医学会神经病学分会神经肌肉病学组在此基础上制定了《中国肌萎缩侧索硬化诊断和治疗指南》，提出以下诊断要点。

（一）诊断的基本条件

（1）病情进行性发展。通过病史、体检或电生理检查，证实临床症状或体征在一个区域内进行性发展，或从一个区域发展到其他区域。

（2）临床、神经电生理或病理检查证实有下运动神经元受累的证据。

（3）临床体检证实有上运动神经元受累的证据。

（4）排除其他疾病。

（二）ALS的诊断分级

1.临床确诊ALS

通过临床或神经电生理检查，证实4个区域（延髓、颈段、胸段、腰段）中至少有3个区域存在上运动神经元、下运动神经元同时受累的证据。

2.临床拟诊ALS

通过临床或神经电生理检查，证实4个区域中至少有2个区域存在上运动神经元、下运动神经元同时受累的证据。

3.临床可能ALS

通过临床或神经电生理检查，证实仅有1个区域存在上运动神经元、下运动神经元同时受累的证据，或者在2个或以上区域仅有上运动神经元受累的证据。已经行影像学和实验室检查排除了其他疾病。

四、鉴别诊断

（一）脊髓型颈椎病

脊髓型颈椎病是由于颈椎骨质增生及椎间盘变性导致脊髓压迫损伤。大部分进展较为缓慢，临床见上肢节段性肌无力和萎缩、下肢痉挛性瘫痪、四肢腱反射活跃及双侧病理征阳性。一般伴肩部或上肢疼痛、感觉减退等，且肌萎缩常出现在感觉异常之后，可伴括约肌功能障碍。一般无广泛且持续的肌肉束颤，无延髓症状，颈髓CT或MRI提示与症状相对应的颈椎骨质增生、椎间孔变窄、椎间盘变性或脱出、脊髓受压等表现，肌电图提示局限在中下颈段的神经源性损害，胸锁乳突肌肌电图正常具有重要鉴别价值。

（二）多灶性运动神经病

多灶性运动神经病为免疫介导的慢性周围神经病，以男性多见，平均发病年龄40岁，病程较长，呈缓慢渐进，多从单侧上肢远端肌无力、肌萎缩起病，上肢比下肢受累早且严重，受累肌肉分布呈多数单神经病特点，客观感觉障碍少见，无延髓症状和锥体束征，肌电图位移技术（inching）检查可见非嵌压部位的运动神经传导阻滞（conduction block，CB），50%～60%的患者血清抗神经节苷脂（GM1）抗体阳性，免疫球蛋白治疗有效。

（三）肯尼迪病

肯尼迪病是X连锁隐性遗传性运动神经元病，患者均为男性，中年起病，表现为缓慢进展的延髓和脊髓下运动神经元损害，如肢体近端肌无力、肌萎缩，可有肌束颤动和肌肉痛性痉挛，可伴构音障碍、吞咽困难，常伴糖尿病、乳房发育、性欲减退、不育、睾丸萎缩等内分泌性腺受累，血清肌酸激酶增高，肌电图呈神经源性损害，多伴感觉神经异常，基因检测可发现编码雄激素受体基因中CAG重复序列数目≥35次。

（四）平山病

平山病又称为青少年上肢远端肌萎缩，是一种良性自限性下运动神经元疾病，多见于青春期男性，是因椎体和脊膜生长不平衡，曲颈时颈髓硬膜囊前移压迫脊髓致脊髓前角受损出现。该病表现为单侧或双侧上肢远端不对称性肌无力、肌萎缩，无感觉及锥体束受累，通常在5年内自然静止，颈部过屈位MRI可见下段颈髓动态前移、受压变扁平。

（六）脊肌萎缩症

脊肌萎缩症是一种遗传性神经肌肉疾病，大部分为常染色体隐性遗传，可在婴儿期、儿童期或青少年期起病。其临床表现为四肢对称性肌无力、肌萎缩，近端重于远端，下肢重于上肢，进展缓慢，一般无延髓症状及锥体损害表现，基因检测可发现生存运动神经元基因（survival motor neurongene，SMN）突变或缺失。

五、药物治疗

（一）中医治疗

本病以虚证多见，主要累及肺、脾、肝、肾等脏；实证多见湿热证，以清热、燥湿、通络为主，虚证以肺、脾、肝、肾亏虚为主，治疗以益气扶正为主。

（1）湿热浸淫

证候：新近起病，肢体逐渐痿弱无力，下肢为重，疲乏困重，或身热不扬，或心烦口渴，或伴言语不清，吞咽困难，唇燥咽干，口气秽臭，小便短赤，大便黏腻，舌红，苔黄厚腻，脉濡数或滑数。

治法：清热燥湿，化浊通络。

方药：三仁汤合四妙散加减（《温病条辨》《丹溪心法》）。

声音嘶哑者，加僵蚕、桔梗以利咽开音；食少纳呆者，加山药、陈皮健运中焦；肢体僵硬者，加木瓜、白芍柔筋通络。

（2）脾气亏虚

证候：渐见肢体无力、肌肉萎缩，形体瘦削，面色少华，神疲倦怠，少气懒言，口腻纳呆，食少腹胀，便溏不爽，舌淡，舌体胖大，边有齿痕，苔白腻，脉细弱。

治法：益气健脾，补中强肌。

方药：补中益气汤加减（《脾胃论》）。

若脾虚湿困化热者，加薏苡仁、茯苓清热利湿；口淡纳呆者，加山药、扁豆健脾开胃；口角流涎者，加益智仁、山药；气虚明显者，加人参并重用黄芪，可选用黄芪注射液益气扶正。

（3）肺脾两虚

证候：肢体无力，肌肉萎缩，甚则四肢不用，面色不荣，皮肤干枯，声嘶懒言，吞咽困难，饮水呛咳，食少消瘦，自汗畏风，甚者胸闷、短气，咳唾涎沫，动辄益甚，舌淡，苔白腻，脉细弱；若化热者，可见咳吐黄痰，口干咽燥，苔黄腻，脉虚数。

治法：健脾益肺，固护宗气。

方药：健脾益肺方加减。

咯痰色黄者，可加桑白皮、瓜蒌以清热化痰；涎多、喘咳明显者，加射干、麻黄以平喘；胸闷、短气，动辄汗出，可加参麦注射液或生脉注射液益气生津固脱。

（4）肝肾阴虚

证候：肢体肌肉萎缩，甚者手呈鹰爪或猿掌，时有肌束颤动，下肢僵硬，甚者拘挛、筋惕肉瞤，可伴情绪不稳，颧红潮热，耳鸣、眼花，夜寐梦多，口干，尿少便结，舌红，舌体萎弱、薄瘦，少苔，脉弦细。

治法：滋阴柔筋，补益肝肾。

方药：左归丸加减（《景岳全书》）。

筋惕肉瞤明显者，可加羚羊骨、钩藤平肝熄风；肢体挛急者，加白芍、甘草、熟附柔筋解痉；舌强语謇者，加石菖蒲、僵蚕、白附子涤痰开窍通络。

（5）脾肾阳虚

证候：肢体痿软乏力，肌肉瘦削，喜暖畏寒，肢体不温，足跗微肿，面色㿠白，腰膝酸软，脘闷纳呆，或伴阳痿早泄，月经量少，小便清长，舌苔薄白，舌体淡胖，脉沉迟而细。

治法：温肾健脾，荣血养肌。

方药：右归丸加减（《景岳全书》）。

阳衰气虚者，可加人参、紫河车并重用黄芪，可选用参麦注射液或生脉注射液益气固脱；腰膝酸软明显者，加狗脊、续断等；阳虚精滑或带浊、便溏者，加补骨脂补肾固精。

（二）西医治疗

目前，本病尚无有效逆转病情的药物，各国指南均提倡从诊断开始全程为患者提供服务，改善生活质量，主要治疗措施包括以下几个方面。

1.药物治疗

（1）利鲁唑。它是目前唯一通过多项大型临床研究证实可延长本病患者存活时间及推迟气管切开时间的药物，主要作用机制包括抑制突触前谷氨酸释放、直接或间接阻断谷氨酸受体、稳定电压门控钠通道的非激活状态，可延长患者生存期平均3~6个月。其用法为每次50mg口服，每日2次。常见不良反应为乏力、恶心和转氨酶增高等。

（2）依达拉奉。它是一种自由基清除药物，研究显示可抑制脂质过氧化反应，减少氧化应激，保护神经元，延缓ALS病情进展。

（3）其他药物。例如，辅酶Q_{10}、肌酸、维生素E、碳酸锂及各种神经生长因子等，在ALS的临床研究中均未证明有效。

2.营养管理

（1）营养评估包括日常饮食情况、体重、BMI、生化指标等，应在确诊本病时开始，每3个月评估1次，当疾病进展时应更密切监测。

（2）无吞咽困难或症状轻微时，应监测进食是否满足营养需求，高热量饮食可能有助于延缓病情；出现吞咽困难时，建议少量多餐，食物切小块食用，改

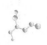

变食物质地，如软食、半流食等。对于肢体或颈部无力者，建议调整进食姿势或使用进食器具辅助用餐。当吞咽明显困难、体重下降、脱水或存在呛咳误吸风险时，应考虑留置鼻胃管或鼻空肠管，或行经皮内镜胃造瘘术（PEG）。PEG应尽早进行，如用力肺活量低于预计值的50%，则需要评估麻醉风险，甚至在呼吸机支持下进行。

3.对症综合治疗

患者可能伴肌肉痉挛、流涎、构音障碍、焦虑、抑郁等症状，可予针对性指导及护理，必要时药物治疗。例如：肌肉痉挛，可选用奎宁；肌张力增高，可予物理疗法，药物可选择巴氯芬或加巴喷丁；流涎，可选用阿米替林或苯海索，肉毒毒素注射应慎重选择；右美沙芬或奎尼丁复方制剂已被美国FDA批准用于治疗假性延髓性麻痹情绪，如强哭、强笑症状；本病焦虑、抑郁情绪明显高于正常人群，治疗上可予心理干预，加强家属或护理者和社会支持，药物可予选择性5-羟色胺再摄取抑制剂如舍曲林、帕罗西汀等。

第三节　帕金森病

帕金森病（Parkinson disease，PD）是一种常见的神经系统退行性疾病。该病的主要病理改变为黑质致密部多巴胺能神经元丢失和路易小体形成，其主要生化改变为纹状体区多巴胺递质降低，临床症状包括静止性震颤、肌强直、运动迟缓和姿势平衡障碍的运动症状及嗅觉减退、快动眼期睡眠行为异常、便秘和抑郁等非运动症状。帕金森病目前多认为是由遗传易感性和环境因素共同作用造成的。其发病率随年龄增长而增加。我国的随机抽样调查显示，65岁以上帕金森病患病率为1.7%，75～84岁为2.74%，85岁以上为4.07%。目前我国帕金森病患者人数已经超过300万人。本病影响患者的工作和日常生活，其中半数左右成为严重的残废。

帕金森病属于中医学"颤病"和"拘病"或"颤拘病"范畴，以静止性震颤为主者可拟诊为中医"颤病"；以肌肉紧张拘痉，行动迟缓为主者可拟诊为中医

"拘病"；两者皆明显者可拟诊为中医"颤拘病"。以往将帕金森病统归于中医颤病的做法不够规范，因为有10%～20%的帕金森病患者在疾病早期甚至整个疾病过程中无肢体或头部颤抖的表现。

一、临床表现

本病多见于50岁以后发病，男性稍多于女性，起病缓慢，逐渐进展。初始症状以震颤最多（60%～70%），依次为步行障碍（12%）、肌强直（10%）和运动迟缓（10%）。症状常自一侧上肢开始，逐渐扩展至同侧下肢、对侧上肢及下肢，即呈"N"字形进展（65%～70%）。患者最早的感受可能是肢体震颤和僵硬。

（一）症状与体征

1.运动迟缓

运动迟缓是帕金森病的一种特殊的运动障碍。患者可表现多种动作的缓慢，随意运动减少，尤以开始动作时为甚。如坐下时不能起立，起床、翻身、解系纽扣或鞋带、穿鞋袜或衣裤、洗脸和刷牙等日常活动均发生困难。由于臂肌和手部肌肉的强直，使患者上肢不能做精细动作，表现为书写困难，所写的字弯弯曲曲，越写越小，尤其是在行末时写得特别小，呈现"写字过小征"。面部表情肌少动，表现为面部无表情、不眨眼、双眼凝视，称之为"面具脸"。

2.静止性震颤

静止性震颤多自一侧上肢开始，可以波及四肢、下颌、唇、舌和颈部。每秒4～6次，幅度不定，精神紧张时加剧。但不少患者还伴有姿位性震颤。部分患者全无震颤，尤其是发病年龄在70岁以上者，检查时应注意这一点。当老年人坐位，双手放于膝部，不易检查出静止性震颤，只有当行走、兴奋、焦虑时才有静止性震颤。静止性震颤一般于睡眠时消失。震颤对天气变化比较敏感，同时是全身情况好坏的标志。出现感染和肺炎时，震颤可完全消失，随全身情况的恢复而再度出现。

3.肌强直

肌强直见于所有帕金森病的患者，多表现为锥体外系齿轮样肌张力增高，肩胛带和骨盆带肌肉的强直更为明显。老年患者的上述肌强直可引起关节疼痛。强直多自一侧上肢的近端开始，逐渐蔓延至远端、对侧及全身。面肌强直使表情和瞬目动作减少，造成"面具脸"，可见具有早期诊断价值的"路标现象"。颈肌和躯干肌强直形成屈曲状态，旋颈和旋体动作均缓慢、困难。行走时上肢协同摆动动作消失。主要变化在于维持肌紧张度的反射功能受到易化。

4.姿势步态异常

由于四肢、躯干和颈部肌肉强直，常呈现一种特殊的姿势，即患者表现为头前倾、躯干俯屈、肘关节屈曲、腕关节伸直、前臂内收、髋和膝关节略弯曲，称为"屈曲体姿"。手部亦呈特殊姿势，表现为指间关节伸直、手指内收、拇指呈对掌位置。患者走路转弯时平衡障碍极为明显，此时因躯干和颈部肌肉强直，必须采取连续原地小步行走，使躯干和头部一起转动。步态异常最为突出，表现为走路拖步、迈步时身体前倾、行走时自动摆臂动作减少或消失。"慌张步态"（festination）是帕金森患者的特有的体征，表现为行走时起步困难，一迈步时即以极小的步伐前冲，越走越快，不能立刻停下脚步。

5.其他症状

其他症状表现为唾液增多、皮脂外溢、出汗增多、体温增高、下肢水肿、胃食欲缺乏和便秘，上述障碍常与昼夜时间有密切关系。老年患者常于夜间大量出汗。老年患者的特点是夏天因气温增高，体温也随之增高；常见精神症状是抑郁症。

（二）常见并发症

本病常见的并发症主要是由严重强直和继发关节僵硬等所致的不能活动，长期卧床发生的褥疮、骨折、肺部感染等，是死亡的最主要原因。

二、辅助检查

（一）血、脑脊液检查

常规化验均无异常。

（二）颅脑CT、MRI检查

无特征性改变。

（三）基因检测

DNA印记技术、PCR、DNA序列分析等可能发现基因突变。

（四）头颅脑干超声

头颅脑干超声显示黑质异常高回声（＞20mm²）。

（五）功能显像检测

特定的PET或SPECT放射性核素检测，可显示脑内多巴胺转运体（DAT）功能显著降低，多巴胺递质合成减少，以及D_2型多巴胺受体活性早期超敏、晚期低敏等，对早期诊断、鉴别诊断及监测病情有一定价值。

三、诊断

（一）符合帕金森病的诊断

（1）运动减少。启动随意运动的速度缓慢。疾病进展后，重复性动作的运动速度及幅度均降低。

（2）至少存在下列1项特征：

①肌肉僵直。

②静止性震颤（频率4～6Hz）。

③姿势不稳（非原发性视觉、前庭、小脑及本体感受功能障碍造成）。

（二）支持诊断帕金森病必须具备下列表现的3项或3项以上的特征

①单侧起病。

②静止性震颤。

③逐渐进展。

④发病后多为持续性的不对称性受累。

⑤对左旋多巴的治疗反应良好（70%～100%）。

⑥左旋多巴导致的严重异动症。

⑦左旋多巴的治疗效果持续5年或5年以上。

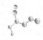

⑧临床病程10年或10年以上。

（三）必须排除非帕金森病

症状和体征不支持帕金森病，可能为帕金森叠加综合征或继发帕金森综合征。以上诊断要点参照中华医学会神经病学分会运动障碍及帕金森病学组2016年发布的《帕金森病的诊断》中的有关内容。

四、鉴别诊断

（一）特发性震颤

约1/3特发性震颤患者有阳性家族史，以姿势性震颤为主，静止时减轻，往往仅限于两手或两臂，但亦可扩展至口唇及面部，当饮酒或用普萘洛尔后震颤可显著减轻。

（二）酒精中毒的震颤

酒精中毒的震颤常呈持久性，合并有面肌震颤、胃肠道症状及嗜酒史，无强直，也无帕金森病的其他症状。

（三）书写痉挛

只有强直而无震颤的患者应与书写痉挛鉴别。书写痉挛是一种"职业性神经症"，仅于书写时出现，与执笔和书写有关的肌肉痉挛并疼痛，其他动作完全正常，亦无客观的病理体征。另外，焦虑症或甲状腺功能亢进症的患者所出现的震颤，根据病史，不难识别。

五、药物治疗

早期可中医治疗，中期中西医（药物为主）结合，晚期全方位（包括手术等）综合治疗，中医药在增效减毒副作用方面有一定的优势。

（一）中医治疗

1.辨证治疗

本病初期，多以肝肾精血亏虚，血不濡筋或阴虚风动为主，表现为肢体拘挛，少动笨拙或肢体颤动，继则阴损及阳，气血两虚或阴阳两虚，不能收持，厥阴风动，出现肢体和头部摇动，其则阴血亏竭，全身僵硬，不能行动。

（1）阴血亏虚，筋失濡养证

证候：表情呆板，以肢体拘挛，活动笨拙为主，上肢协调不能，步态拖拉，言语呆板，腰酸腿笨，大便秘结，舌偏嫩，舌苔少，脉弦细或细。

治法：滋养肝肾，濡养筋脉。

方药：帕病1号（连梅汤加减，小剂，病情稳定者服用。大剂加倍，重病或进展者服用）。

常用药物：乌梅15g，山萸10g，当归10g，白芍10g，干地黄10g，葛根10g，黄连3g，川芎5g，木瓜10g，熟附子15g，石菖蒲5g，炙甘草3g。

（2）阴血亏虚，肝风内动证

证候：表情呆板，以肢体震颤为主，上肢协调不能，步态拖拉，言语呆板，腰酸腿笨，大便秘结，舌偏嫩，舌苔少，脉弦细或弦。

治法：滋养肝肾，息风止颤。

方药：帕病2号（小剂，病情稳定者服用。大剂加倍，重病或进展者服用）。

常用药物：乌梅15g，山茱萸10g，当归10g，白芍10g，干地黄10g，天麻10g，黄连3g，川芎5g，龟胶10g，熟附子15g，石菖蒲5g，炙甘草3g。

（3）气血两虚，厥阴风动证

证候：表情呆板，姿势不稳，步态慌张，肢体或头颤，项背僵直，肢体拘挛，体倦乏力，或腰酸腿痛，舌质淡红或淡暗，舌苔薄白，脉细。

治法：补养气血，助肝息风。

方药：帕病3号（小剂，病情稳定者服用。大剂加倍，重病或进展者服用）。

常用药物：乌梅15g，黄连3g，桂枝10g，党参10g，当归10g，葛根10g，天麻10g，川芎5g，白芍10g，熟附子15g，石菖蒲5g，炙甘草3g。

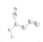

（4）阴损及阳，阴阳两虚证

证候：行动困难，卧床或轮椅，表情呆板，肢体或头颤日久，项背僵直，肢体拘挛，体倦肢冷，或腰酸腿痛，有时头晕或晕厥发作，舌质淡红或淡暗，舌苔薄白，脉沉细。

治法：滋阴助阳，息风止颤。

方药：帕病4号（龟鹿二仙膏合大补元煎加减）。

常用药物：龟胶10g，鹿角胶10g，干地黄15g，山药10g，制附子15g，白芍10g，当归10g，天麻10g，川芎5g，葛根10g，肉桂10g，石菖蒲5g。

2.中成药

（1）葛根素注射液。其功能为解肌柔筋。主治颤拘病属阴血亏虚、筋失濡养者；每次0.4g，加入5%葡萄糖溶液250mL静脉滴注，每日1次；适用于拘紧少动、肌张力增高为主者；2周为1个疗程。

（2）天麻素注射液。其功能为平肝息风，主治颤拘病属阴血亏虚、肝风内动或气血两虚、厥阴风动证者；每次0.4g，加入0.9%生理盐水250mL静脉滴注，每日1次；适用于震颤为主者；2周为1个疗程。

（3）黄芪注射液。其功能为补益气血。主治颤拘病属气血两虚、厥阴风动者；每次20mL，加入5%葡萄糖溶液250mL静脉滴注，每日1次；适用于帕金森病中期病情较重者；2周为1个疗程。

（4）参附注射液。其功能为补肾助阳，益气扶正。主治颤拘病属阴损及阳、阴阳两虚者；每次20~40mL，加入5%葡萄糖溶液250mL静脉滴注，每日1次；适用于帕金森病中晚期病情较重者；2周为1个疗程。

（5）松龄血脉康。其功能为平肝潜阳，养血柔筋。主治颤拘病属阴血亏虚、筋失濡养者；每次3粒，每日3次；适用于拘紧少动、肌张力增高为主者；4周为1个疗程。

（6）全天麻胶囊。其功能为平肝息风、镇痛止痉。主治颤拘病属阴血亏虚、肝风内动证者；每次2粒，每日3次；适用于震颤为主者；4周为1个疗程。

（7）八珍颗粒。其功能为补气养血。主治颤拘病属气血亏虚、肝风内动证者；每次1袋，每日2次；适用于帕金森病中期病情较重者，4周为1个疗程。

（8）龟鹿补肾液。其功能为补肾壮阳。主治颤拘病属阴损及阳、阴阳两虚者；每次1支，每日3次；适用于帕金森病中晚期病情较重者；4周为1个疗程。

（二）西医治疗

1.治疗原则

（1）长期服药，控制症状。迄今尚无根治帕金森病的药物，复方左旋多巴仍是治疗帕金森病的有效药物，但几乎所有的病例均需终身服药，以控制症状。

（2）对症用药，辨证加减。药物治疗方案应个体化，即根据患者的年龄、症状类型和严重程度、功能受损状况、所给药物的预期效果和不良反应等选择药物，同时要考虑相关疾病的进展情况及药物价格和供应等，制订治疗方案，以便对症下药，辨证加减。

（3）细水长流，不求全效。几乎所有的抗帕金森病药物均需从小剂量开始，缓慢增量，进行"剂量滴定"，达到用最小有效剂量维持最佳效果。

2.药物治疗

药物治疗是PD最主要的治疗方法。

（1）多巴胺替代疗法

多巴胺替代疗法是帕金森病最重要的治疗方法，患者的需求量和对不良反应的耐受程度差异很大，可有消化系统、心血管系统、泌尿系统、神经系统的各种不良反应。青光眼、前列腺肥大和精神分裂症患者禁用。目前临床常用复方左旋多巴、美多芭、心宁美（又称为息宁或帕金宁），每次1/4片，逐渐增量至1/2片或1片，每日3次，总量（以左旋多巴计）300～600mg/d，最多800～1000mg/d。复方左旋多巴又分为标准剂（普通剂）、控释剂和水溶剂三大类。其中，标准剂应用最普遍，控释剂次之。长期（5～12年）服用左旋多巴出现的主要并发症有症状波动、运动障碍（异动症）及精神障碍等。出现疗效减退或剂末恶化，可根据患者的具体情况增加每日服药次数，或增加每次服药剂量，或改用控释剂；对开关现象治疗比较困难，使用多巴胺受体激动剂或息宁控释片可改善症状。对异动症（又称为运动障碍），剂峰运动障碍通过减少左旋多巴的单次剂量可缓解，晚期患者需加用多巴胺受体激动剂；双相运动障碍可用弥散型美多芯，或增加服药次数，或加用多巴胺受体激动剂；肌张力障碍可在睡前服用息宁控释片或多巴胺受体激动剂的控释片（如泰舒达控释片），或起床前服用弥散型美多芯。出现精神症状减少药物剂量仍无效时可加用抗精神病药物治疗。

（2）非麦角类DR激动剂

①吡贝地尔（piribedil，泰舒达），50mg/d，2次/日，渐增至150～250mg/d。不良反应以恶心、呕吐为常见。

②普拉克索。初始剂量为0.125mg，每日3次（个别易产生不良反应患者则为1～2次）；每周增加0.125mg，每日3次；一般有效剂量为0.5～0.75mg，每日3次，最大不超过4.5mg/d。

（3）单胺氧化酶B（MAO-B）抑制剂

该类药与复方左旋多巴合用有协同作用，可减少约1/4的左旋多巴的用量，能延缓"开关"现象的出现。常用药为司来吉林，或司来吉兰，每次5～10mg，每日2次，宜早上、中午服用。该药与维生素E合用，被称为经典的DATATOP方案；雷沙吉兰1mg，每日1次，早上服用。

（4）儿茶酚-氧位-甲基转移酶抑制剂（COMTI）

恩托卡朋，又称为柯丹，200mg，每日5次。注意肝损害、运动障碍、恶心、尿液颜色加深等不良反应。

（5）抗胆碱药

抗胆碱药对震颤和肌强直有效，对运动迟缓疗效较差。该类药适用于震颤突出且年龄较轻的患者。常用药物为苯海索，每次1～2mg，每日3次；注意其对周围副交感神经阻遏、中枢症状等不良反应，停药或减少剂量即可消失。青光眼和前列腺肥大者禁用。长期使用抗胆碱药物可影响记忆功能，对老年患者尤应引起注意。

（6）金刚烷胺

金刚烷胺能改善帕金森病的震颤、肌强直和运动迟缓等症状，适用于轻症患者，可单独使用，但疗效维持不过数月。每次100mg，每日2次。不良反应较少见，癫痫患者慎用，哺乳期妇女禁用。

第四节　癫　痫

癫痫是一组由多种病因所引起的脑部疾病，是大脑神经元异常放电所致的以发作性、重复性、刻板性为特点的暂时性中枢神经系统功能失常综合征。一般根据有无脑部病损及代谢障碍分为特发性（原发性）癫痫（无脑部结构变化或代谢异常）和症状性（继发性）癫痫（有脑部病损或代谢障碍）。

癫痫在任何年龄、地区和种族的人群中都有发病，但以儿童和青少年发病率较高。我国有600万左右的活动性癫痫患者，同时每年有40万左右新发癫痫患者。

一、临床表现

（一）全面性发作

1.全面性强直阵挛发作

全面性强直阵挛发作是一种表现最明显的发作形式，故而既往也称为大发作。以意识丧失、双侧对称强直后紧跟有阵挛动作并通常伴有自主神经受累表现为主要临床特征。

2.失神发作

失神发作是短暂的意识中断，3～15s，无先兆和局部症状，发作和休止均突然，每日可发作数次至数百次。分为小失神发作和不典型的失神发作，两者多在儿童期起病，多表现为突然发作性凝视，也伴眼睑和面部的轻度阵挛性运动。

3.强直发作

强直发作表现为躯体中轴、双侧肢体近端或全身肌肉持续性的收缩，肌肉僵直，没有阵挛成分。通常持续2～10s，偶尔可达数分钟。发作时EEG显示双侧性波幅渐增的棘波节律（20±5Hz）或低波幅约10Hz节律性放电活动。

4.阵挛发作

阵挛发作表现为双侧肢体节律性（1～3Hz）的抽动，伴有或不伴有意识障碍，多持续数分钟。发作时EEG为全面性（多）棘波或（多）棘–慢波综合。

5.肌阵挛发作

肌阵挛发作表现为不自主、快速短暂、电击样肌肉抽动，每次抽动历时10～50ms，很少超过100ms，可累及全身，也可限于某局部肌肉或肌群，可非节律性反复出现。发作期典型的EEG表现为爆发性出现的全面性多棘–慢波综合。

6.失张力发作

失张力发作表现为头部、躯干或肢体肌肉张力突然丧失或减低，发作之前没有明显的肌阵挛或强直成分。发作持续1～2s或更长。临床表现轻重不一，轻者可仅有点头动作，重者则可导致站立时突然跌倒。发作时EEG表现为短暂全面性2～3Hz（多）棘–慢波综合发放或突然电压低减。失张力发作多见于癫痫性脑病（如Lennox–Gastaut综合征、Doose综合征）。

（二）部分性发作

1.简单部分性发作

发作时无意识障碍。根据放电起源和累及的部位不同，简单部分性发作可表现为运动性、感觉性、自主神经性和精神性发作四类，后两者较少单独出现，常发展为复杂部分性发作。

2.继发全面性发作

简单或复杂部分性发作均可继发全面性发作，可继发为全面强直–阵挛、强直或阵挛发作。本质上仍为部分性发作。

（三）癫痫性痉挛

在2010年ⅢAE分类工作报告中，明确把癫痫性痉挛作为一种发作类型。癫痫性痉挛可以是全面性起源、局灶性起源或起源不明。

癫痫性痉挛表现为突然、主要累及躯干中轴和双侧肢体近端肌肉的强直性收缩，历时0.2～2s，突发突止。临床可分为屈曲型或伸展型痉挛，以前者多见，表现为发作性点头动作，常在觉醒后成串发作。发作间期EEG表现为高度失律或类高度失律，发作期EEG表现多样化（电压低减、高幅双相慢波或棘–慢波等）。癫痫性痉挛多见于婴幼儿，如West综合征，也可见于其他年龄。

（四）反射性发作

反射性发作不是独立的发作类型。它既可以表现为局灶性发作，也可以为全面性发作。其特殊之处是，发作具有特殊的外源性或内源性促发因素，即每次发作均为某种特定感觉刺激所促发，并且发作与促发因素之间有密切的锁时关系。促发因素包括视觉、思考、音乐、阅读、进食、操作等非病理性因素。发热、酒精或药物戒断等病理性情况下诱发的发作，则不属于反射性发作。反射性发作和自发性发作可同时出现在一个癫痫患者中。

二、辅助检查

（一）脑电图

癫痫发作最本质的特征是脑神经元异常过度放电，而EEG是能够反映脑电活动最直观、便捷的检查方法，是诊断癫痫发作、确定发作和癫痫的类型最重要的辅助手段，为癫痫患者的常规检查。

（二）神经影像学

磁共振成像（MRI）对于发现脑部结构性异常有很高的价值。建议常规进行头颅MRI检查。头部CT检查在显示钙化性或出血性病变时较MRI有优势。其他影像学检查，如功能核磁共振（fMRI）、磁共振波谱（MRS）、单光子发射计算机断层扫描（SPECT）、正电子发射断层扫描（PET）等，可作为诊断癫痫时的参考，但均不是癫痫患者的常规检查。应注意，影像学的阳性结果不代表该病灶与癫痫发作之间存在必然的因果关系。

（三）其他

1.血液检查

血液检查包括血常规、血糖、电解质、肝肾功能、血气、丙酮酸、乳酸等方面的检查，能够帮助查找病因。定期检查血常规和肝肾功能等指标还可辅助监测药物的不良反应。临床怀疑中毒时，应进行毒物筛查。已经服用抗癫痫药物者，可酌情进行药物浓度监测。

2.尿液检查

尿液检查包括尿常规及遗传代谢病的筛查。

3.脑脊液检查

脑脊液检查主要为排除颅内感染性疾病，对某些遗传代谢病的诊断也有帮助。

4.心电图

心电图有助于发现容易误诊为癫痫发作的某些心源性发作（如心律失常所致的晕厥发作），还能早期发现某些心律失常（如长QT综合征、Brugada综合征和传导阻滞等），从而避免因使用某些抗癫痫药物而可能导致的严重后果。

5.基因检测

目前，基因检测已经成为重要的辅助诊断手段之一，不作为常规病因筛查手段，通常是在临床已高度怀疑某种疾病时进行。

三、诊断

癫痫的确诊和发作类型的准确判断是正确治疗、合理用药及预后判断的先决条件。

（1）确定发作性事件是否为癫痫发作。

（2）确定癫痫发作的类型。

（3）确定癫痫及癫痫综合征的类型。

（4）确定病因。

（5）确定残障和共患病。

四、鉴别诊断

从癫痫的鉴别诊断上讲包括两方面，一是癫痫发作需要进行分类鉴别，二是与各种各样的非癫痫发作相鉴别。非癫痫发作是指临床表现类似于癫痫发作，主要见于心因性发作（癔症）、晕厥、各种发作性感觉或运动或自主神经症状、睡眠障碍和感染、代谢中毒等引起的发作性症状。

五、药物治疗

癫痫发作时多以西医西药治疗为主，恢复期或休止期或经抗癫痫药物治疗仍不能完全控制时可在抗癫痫药的基础上，结合中西辨证施治。

（一）中医治疗

1.辨证论治

（1）发作期

①阳痫

证候：病发前多有眩晕、头痛而胀、胸闷乏力、喜伸欠等先兆症状，或无明显症状，旋即仆倒，不省人事，面色潮红，紫红，继之转为青紫或苍白，口唇青紫，牙关紧闭，两目上视，项背强直，四肢抽搐，口吐涎沫，或喉中痰鸣，或发怪叫，甚则二便自遗，移时苏醒，除感疲乏、头痛外，一如常人。舌质红，苔多白腻或黄腻，脉弦数或滑。

治法：急以开窍醒神，继以泻热涤痰、息风定痫。

方剂：黄连解毒汤合定痫丸加减。

加减：热甚，加羚羊角骨或灌服紫血丹清热止痉，或安宫牛黄丸以清热醒脑开窍。

②阴痫

证候：发作时则面色晦暗青灰而黄，手足清冷，双眼半开半合，昏愦，僵卧，拘急，或抽搐时作，口吐涎沫，一般口不啼叫，或声音微小。也有仅为呆木无知，不闻不见，不动不语；或动作中断，手中物件落地；或头突然向前倾下，又迅速抬起；或二目上吊数秒及至数分钟即可恢复，病发后对上述症状全然无知，多一日频作十数次或数十次。醒后周身疲乏，或如常人。舌质淡，苔白腻，脉多沉细或沉迟。

治法：涤痰开窍，息风定痫。

方剂：半夏白术天麻汤合涤痰汤加减。

加减：手足清冷者，加党参，或加用参附注射液温阳补气固脱；出汗多者，加参麦注射液益气固表；呕吐痰涎者，加姜竹茹、白芥子和胃化痰止呕。

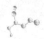

③脱证

证候：持续不省人事，频频抽搐，偏阳衰者：伴面色苍白，汗出肢冷，鼻鼾息微，脉微欲绝；偏阴竭者：伴面红身热，躁动不安，息粗痰鸣，呕吐频频。

治法：偏阳虚者以回阳固脱，偏阴竭者以救阴固脱。

方剂：予灌服安宫牛黄丸，偏阳衰者，予参附注射液静脉推注或静脉滴注；偏阴竭者，予清开灵或参麦注射液静脉滴注；抽搐甚者，予紫雪丹；喉中痰声沥沥者，予竹沥膏开水化溶后灌服；待苏醒后始按上述辨证方案给药。此种证候属癫痫重证，现代医学的"癫痫持续状态"属此范畴，故而尚需结合现代医学的方法进行抢救。

（2）恢复期

①痰火扰神

证候：急躁易怒，心烦失眠，咳痰不爽，口苦咽干，便秘溲黄。病发后，病情加重，甚则彻夜难眠，目赤。舌红，苔黄腻，脉多沉滑而数。

治法：清泻肝火，化痰宁神。

方剂：当归龙荟丸加减。

加减：热盛者，加羚羊角骨；痰火壅实，大便秘结者，加大黄，取其通下泄热之功用。

②风痰闭阻

证候：发病前多有眩晕，胸闷，乏力，痰多，心情不悦，舌质红，苔白腻，脉滑有力。

治法：息风涤痰，镇静开窍。

方剂：定痫丸加减。

加减：抑郁者，加柴胡、郁金行气解郁；眩晕明显者，加刺蒺藜平肝定眩；腹胀者，加青皮、枳壳行气消胀。

（3）休止期

①心脾两虚

证候：反复发不愈，神疲乏力，心悸失眠，面色苍白，体瘦，纳呆，大便溏薄。舌质淡，苔白腻，脉沉细。

治法：补益心脾。

方剂：归脾汤加减。

加减：头晕痰多者，加天麻、半夏、橘红息风涤痰；夜寐不安者，加生龙骨、夜交藤重镇安神。

②肝肾阴虚

证候：病频作，神思恍惚，面色晦暗，头晕目眩，两目干涩，耳轮焦枯不泽，健忘失眠，腰膝酸软，大便干燥。舌红苔薄黄，脉沉细而数。

治法：滋养肝肾。

方剂：大补元煎加减。

加减：若大便干结者，加秦艽、肉苁蓉养阴润燥通便；手足心热甚者，加丹皮清虚热；腰膝酸软明显者，加桑寄生、续断；头昏目眩者，加天麻；失眠者，加酸枣仁、夜交藤；兼有痰热者，可加天竺黄、竹茹清热化痰。

2.中成药治疗

注射中成药，如清开灵注射液、醒脑静脉注射液、参麦注射液等。口服中成药，如定痫丸、紫雪丹、安宫牛黄丸等，应根据临床症状辨证给予。

（二）西医治疗

（1）根据发作类型选择抗癫痫药物（AEDs）。

（2）使用最少的药量和最能完全控制癫痫发作，同时不产生明显的不良反应。

（3）药物的撤换。一种药物达到最大耐受剂量，仍不能控制发作，或因不良反应而不能继续应用时，则应撤下。改用次选药物，除非已发生很严重的不良反应。撤换时一减一增，也须缓慢，至少用一周时间。

（4）合并用药仅在有特殊需要时行之。患者如焦躁不安，可酌加安定剂；女性患者如在经期发作加多，可暂时地加给乙酰唑胺；另一个指征是顽固性癫痫，即历经两种以上适当药物的正规治疗而发作始终频繁者。

（5）注意药物不良反应的监测。

（6）药物治疗的终止。全面性强直-阵挛发作（GTCS）和单纯部分性发作，在完全控制2～5年后，失神发作在完全控制6个月后，可以考虑终止治疗。停药必须通过缓慢减量，病程越长，剂量越大，用药越多，停药越需缓慢，停药过程中也可参考EEG变化。

第四章　消化系统疾病诊疗与中西药物应用

第一节　慢性胃炎

慢性胃炎是胃黏膜在各种致病因素作用下所发生的慢性炎症性病变或萎缩性病变，一般分为慢性非萎缩性胃炎、慢性萎缩性胃炎和特殊类型的慢性胃炎。其中，萎缩性胃炎又分为多灶萎缩性胃炎（相当于以往的胃窦病变为主的B型胃炎）和自身免疫性胃炎（相当于以往的胃体病变为主的A型胃炎）；至于特殊类型的慢性胃炎种类较多，但临床并不多见。慢性胃炎无典型及特异的临床症状，大多数患者表现为上腹部饱胀或疼痛、嗳气等。本病发病率极高，在各种胃病中居于首位，约占接受胃镜检查患者的90%以上，且其发病率有随年龄增长而升高的趋势。目前认为其患病率与幽门螺杆菌感染率大致平行，可能高于或略高于幽门螺杆菌感染率。

一、临床表现

慢性胃炎无典型与特异性的临床表现，症状与病变的程度也不相一致。

（一）症状

本病主要表现：首先为反复或持续性上腹不适、饱胀、钝痛、烧灼痛、无明显节律性，一般进食后较重；其次为食欲下降、嗳气、泛酸、恶心等消化不良症状，有胃黏膜糜烂者可出现少量出血而排黑粪，长期者尤其是萎缩性胃炎则有贫血症状。

（二）体征

慢性胃炎患者一般无明显体征，仅在发作期上腹部可有压痛，轻重不一，自身免疫性胃炎可伴有贫血，可见面唇、齿龈、球结膜与指甲苍白，也可见急性舌炎，即"鲜牛肉样舌"，或呈镜面舌。

二、辅助检查

（一）胃镜检查

内镜下将慢性胃炎分为非萎缩性胃炎和萎缩性胃炎两大基本类型，同时存在平坦糜烂、隆起糜烂、出血或胆汁反流等征象，则诊断为非萎缩性胃炎或萎缩性胃炎伴糜烂、胆汁反流等。根据病变分布，慢性胃炎可分为胃窦炎、胃体炎、全胃炎胃窦为主或全胃炎胃体为主。

1.非萎缩性胃炎的内镜表现

可见红斑（点状、片状和条状）、黏膜粗糙不平、出血点（斑）、黏膜水肿、渗出等基本表现。而其中糜烂性胃炎有2种类型，即平坦型和隆起型，前者表现为胃黏膜有单个或多个糜烂灶，其大小从针尖样到最大径数厘米不等；后者可见单个或多个疣状、膨大皱襞状或丘疹样隆起，最大径5～10mm，顶端可见黏膜缺损或脐样凹陷，中央有糜烂。

2.萎缩性胃炎的内镜表现

可见黏膜红白相间，以白为主；皱襞变平甚至消失，黏膜血管显露；黏膜呈颗粒或结节状等基本表现。内镜下萎缩性胃炎有两种类型，即单纯萎缩性胃炎和萎缩性胃炎伴增生。单纯萎缩性胃炎主要表现为黏膜红白相间，以白为主；皱襞变平甚至消失，黏膜血管显露。萎缩性胃炎伴增生主要表现为黏膜呈颗粒或结节状。

3.特殊类型胃炎的内镜诊断必须结合病因和病理

其分类与病因和病理有关，包括化学性、放射性、淋巴细胞性、肉芽肿性、嗜酸细胞性及其他感染性疾病等。

（二）病理检查

组织学检查一直是慢性胃炎的诊断基础。活检取材的部位和块数由内镜医师

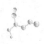

根据需要决定，一般为2～5块。如取3块，分别在胃窦小弯、大弯和胃体小弯各取1块。如取5块，则胃窦2块取自距幽门2～3cm处的大弯和小弯，胃体2块取自距贲门8cm处的大弯（约胃体大弯中部）和距胃角近侧4cm处的小弯，胃角1块。标本要足够大，要达到黏膜肌层。病理检查对慢性胃炎的诊断，尤其是对判别慢性炎症的程度、炎症的活动性、有无腺体萎缩、有无肠上皮化生与异型增生、有无幽门螺杆菌（Hp）感染有重要意义。对下述5种组织学变化要分级，分为无、轻度、中度、重度（0、+、++、+++）。分级方法采用我国慢性胃炎的病理诊断标准和直观模拟评分法。

1.Hp

观察胃黏膜黏液层、表面上皮、小凹上皮和腺管上皮表面的Hp。无：特殊染色片上未见Hp；轻度：偶见或小于标本全长的1/3有少数Hp；中度：Hp分布超过标本全长的1/3而未达到2/3或连续性、薄而稀疏地存在于上皮表面；重度：Hp成堆存在，基本分布于标本全长。肠化黏膜表面通常无Hp定植，宜在非肠化处寻找。

2.活动性

慢性炎症背景上有中性粒细胞浸润。无：无中性粒细胞浸润；轻度：黏膜固有层有少数中性粒细胞浸润；中度：中性粒细胞较多存在于黏膜层，可见于表面上皮细胞、小凹上皮细胞或腺管上皮间；重度：中性粒细胞较密集，或除中度所见外还可见小凹脓肿。

3.慢性炎症

根据黏膜层慢性炎症细胞的密集程度和浸润深度分级，两者均可以前者为主。正常：单个核细胞每高倍视野下不超过5个，如数量略超过正常，而内镜下无明显异常，病理可诊断为无明显异常；轻度：慢性炎症细胞较少并局限于黏膜浅层，不超过黏膜层的1/3；中度：慢性炎症细胞较密集，超过黏膜层的1/3，达到2/3；重度：慢性炎症细胞密集，占据黏膜全层。

4.萎缩

萎缩指胃的固有腺体减少，分为两种类型：

（1）化生性萎缩。胃固有腺被肠化或被假幽门化生腺体替代。

（2）非化生性萎缩。胃固有腺被纤维或纤维肌性组织替代，或炎性细胞浸润引起固有腺数量减少。萎缩程度以胃固有腺减少各1/3来计算。正常：无腺体萎缩；轻度：固有腺体数减少不超过原有腺体的1/3；中度：固有腺体减少超过1/3，但未超过2/3，残留腺体分布不规则；重度：固有腺体减少超过2/3，仅残留少数腺体，甚至完全消失。

5.肠化

正常：无肠化；轻度：肠化区占腺体和表面上皮总面积的1/3以下；中度：肠化区占腺体和表面上皮总面积的1/3～2/3；重度：肠化区占腺体和表面上皮总面积的2/3以上。

（三）幽门螺杆菌感染检查

检测方法分为侵入性和非侵入性两大类。前者需通过胃镜检查，取胃黏膜活组织进行检测，主要包括快呋塞米素酶试验、组织学检查和幽门螺杆菌培养；后者主要有^{13}C或^{14}C尿素呼气试验、粪便幽门螺杆菌抗原检测及血清学检查（定性检测血清抗幽门螺杆菌IgG抗体）。

（四）胃酸的测定

浅表性胃炎胃酸分泌可正常或轻度降低，而胃体萎缩性胃炎胃酸明显降低，其泌酸功能随胃腺体的萎缩、肠腺化生程度的加重而降低。五肽促胃液素胃酸分泌试验：皮下或肌内注射五肽胃泌素（6μg/kg）可引起胃的最大泌酸反应，从而对胃黏膜内的壁细胞数做出大致估计。五肽促胃液素刺激后，如胃液pH＞7.0者称为无胃酸，pH＞3.5者称为低胃酸。前者提示胃萎缩的诊断。

（五）胃泌素和胃蛋白酶原的检测

在慢性胃炎中，胃体萎缩者血清胃泌素17水平显著升高，胃蛋白酶原Ⅰ或胃蛋白酶原Ⅰ和Ⅱ的比值降低；胃窦萎缩者，前者降低，后者正常；全胃萎缩者则两者均降低。因此，血清胃泌素17及胃蛋白酶原Ⅰ和Ⅱ的检测有助于判断胃黏膜有无萎缩和萎缩的部位。

（六）内因子的测定

由于胃萎缩伴恶性贫血患者血清中出现抗内因子抗体与内因子或内因子维生素B_{12}复合物结合，导致维生素B_2的吸收障碍，因此内因子的测定有助于恶性贫

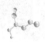

血的诊断。

（七）自身抗体检测

胃体萎缩性胃炎患者血清PCA及IFA可呈阳性，对诊断有一定参考价值。血清IFA阳性率较PCA为低。两者的检测对慢性胃炎的分型与治疗有一定帮助。此外，胃窦萎缩性胃炎患者血清中GCA可出现阳性，而恶性贫血患者常为阴性。

（八）X线钡剂检查

上消化道X线气钡双重造影检查对慢性胃炎的诊断有一定的帮助。

三、诊断

（1）以反复或持续性上腹不适、饱胀、钝痛、烧灼痛，进食后加重，伴嗳气、泛酸、恶心、食欲缺乏等为临床表现；体征：上腹压痛不明显。

（2）胃镜检查及胃黏膜活检提示慢性炎症征象。

（3）B超及其他检查（如CT）排除胆囊病、肝病及胰腺病等。

（4）慢性胃炎的诊断应包括病因、病变部位、组织学形态（包括炎症、活动性、萎缩、肠化或异型增生及有无Hp）；并对病变程度进行分级（无、轻、中、重）；与组织学平行，对内镜所见也进行分类诊断及分级。

（5）关于幽门螺杆菌相关性胃炎。2015年《幽门螺杆菌京都全球共识》已经明确指出，幽门螺杆菌胃炎无论有无症状，伴或不伴消化性溃疡和胃癌，均应定义为一种感染性疾病。2012年我国慢性胃炎共识意见认为Hp是慢性胃炎的主要病因，在慢性胃炎的诊断时必须检查Hp存在与否。对Hp相关性胃炎的诊断也达成了下列共识意见：证实有Hp现症感染（组织学、快呋塞米素酶、细菌培养、^{13}C或^{14}C尿素呼气试验、粪便抗原中一项阳性），病理切片检查有慢性胃炎组织学改变者，可诊断为Hp相关性胃炎。但从严格意义上讲，诊断Hp相关性慢性胃炎时，现症感染应以病理组织学检查发现Hp为依据。

四、鉴别诊断

（一）消化性溃疡

消化性溃疡亦有上腹痛、嗳气、恶心、呕吐等症状发作的病史，溃疡病疼痛发生往往有周期性与节律性，通过胃肠钡餐或胃镜检查可以区别。

（二）慢性胆囊炎与胆石症

慢性胆囊炎与胆石症有上腹部胀闷不适、嗳气不适等症状，其症状发生多与进食肥腻食物有关，上腹疼痛往往较明显，可放射至胁肋及背部，兼有发热与黄疸时则易分辨。可做B型超声波、腹部平片或上腹部CT等检查以明确。

（三）慢性胰腺炎

慢性胰腺炎诊断较困难，凡有腹痛、脂肪泻、消瘦、糖尿病者应考虑，可做腹部CT检查或MRCP。

（四）胃癌

上腹疼痛无规律，呈进行性加剧，伴有明显食欲减退，体重减轻，大便潜血持续阳性。后期在上腹部可触及包块，行胃肠钡餐或胃镜检查可以明确胃癌。

（五）心绞痛

尤其是老年患者，心绞痛易与胃痛相混，心绞痛一般不出现嗳气、恶心等消化道症状，往往有心慌等不适，可做心电图检查以区别。

五、药物治疗

（一）中医治疗

1.辨证方药

慢性胃炎的基本病机是胃黏膜受伤，胃气失和，治疗总以调理脾胃升降、行气除痞消满为基本法则。根据其虚实分治，实者泻之，虚则补之，虚实夹杂者补消并用。扶正重在健脾益胃，补中益气，或养阴益胃。祛邪则视具体证候，分别

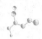

施以消食导滞、除湿化痰、理气解郁、清热祛湿等法。

（1）肝胃不和

证候：胃脘胀痛，或连两胁，嗳气频作，嘈杂泛酸。舌质红，苔薄白，脉弦。

治法：疏肝和胃，理气止痛。

方药：柴胡疏肝散加减（《医学统旨》）。

加减：胃胀气甚者，加木香（后下）、砂仁（后下）以加强理气和胃之效；嘈杂、泛酸甚者，加黄连、吴茱萸以辛开苦降；食滞纳呆、大便不畅者，加厚朴、槟榔以行气消滞；口干舌红为气郁化热者，加黄芩、栀子以清泄郁热。

（2）脾胃湿热

证候：胃脘疼痛或痞满，或嘈杂不适，口干苦，纳少便溏。舌红，苔黄腻，脉滑数。

治法：清热化湿，和中醒脾。

方剂：泻心汤加减（《伤寒论》）。

加减：胃痛甚者，加延胡索、郁金以止痛；大便不通者，改大黄后下，加枳实以通便；恶心呕吐者，加竹茹、生姜以止呕；纳呆者，加鸡内金、谷芽、麦芽以开胃。

（3）脾胃虚弱

证候：胃脘胀满，餐后明显，或隐隐作痛，喜按喜温，纳呆，便溏，疲倦乏力。舌质淡或有齿印，舌苔薄白，脉弱乏力。

治法：健脾益气，行气止痛。

代表方剂：香砂六君子汤合补中益气汤加减（《时方歌括》《脾胃论》）。

加减：若得冷食胃痛加重、口流清涎，四肢不温，此乃脾胃虚寒，宜加干姜、肉桂以振中阳；若大便烂、日多次、舌苔腻，此为兼湿，加苍术、茯苓以祛除湿邪；若脘痞、口苦、舌苔转黄，此属湿邪化热、寒热夹杂，宜佐黄连、黄芩以苦寒泄热。

（4）胃阴不足

证候：胃脘灼热疼痛，餐后饱满胀，口干舌燥，大便干结。舌红少津或有裂纹，舌苔少或无，脉细或数。

治法：养阴益胃，荣络止痛。

代表方剂：沙参麦冬汤合益胃汤加减（《温病条辨》）。

加减：口干甚、舌红赤者，加天花粉、石斛以养阴清热；大便干结者，加玄参、火麻仁以润肠通便；纳呆者加谷芽、麦芽、乌梅、山楂以开胃消滞。

（5）胃络瘀阻

证候：胃痛日久不愈，痛处固定，刺痛为主，痛作拒按，或大便色黑。舌质黯红，或紫黯瘀斑，脉弦涩。

治法：活血化瘀，行气止痛。

代表方剂：失笑散加味（《太平惠民和剂局方》）。

加减：气虚者，加黄芪、党参以补气行血；阴虚者，加生地黄、牡丹皮以养阴畅血；黑粪者，加血余炭、阿胶（烊）以止血。

2.中成药治疗

（1）三九胃泰冲剂。每次1～2袋，每日2～4次，适用于脾胃湿热型胃炎。

（2）胃苏冲剂。每次15g，每日3次，适用于肝胃不和型胃炎。

（3）胃乃安胶囊。每次4粒，每日3次，适用于脾胃虚弱型胃炎。

（二）西医治疗

西医治疗尚无特殊疗法，对有症状者可行如下治疗。

1.一般治疗

一般治疗包括清除鼻腔、口咽部慢性感染灶及戒烟戒酒，细嚼慢咽，避免进食对胃有刺激性的食物与药物。

2.药物治疗

（1）清除Hp感染。对于Hp相关性胃炎，根除Hp是重要的病因治疗。成功根除Hp可使黏膜慢性活动性炎症得到明显改善。Hp阳性慢性胃炎伴胃黏膜萎缩、糜烂或有消化不良症状者，建议根除Hp。

根据2017年《第五次全国幽门螺杆菌感染处理共识报告》，目前推荐铋剂四联（PPI＋铋剂＋2种抗生素）作为主要的经验性根除Hp治疗方案（推荐7种方案）。具体用量及用法见表4-1。

表4-1　抗Hp

方案	抗生素1	抗生素2
1	阿莫西林1000mg，2次/天	克拉霉素500mg，2次/天
2	阿莫西林1000mg，2次/天	左氧氟沙星500mg，1次/天或200mg，2次/天
3	阿莫西林1000mg，2次/天	呋喃唑酮100mg，2次/天
4	四环素500mg，3次/天或4次/天	甲硝唑400mg，3次/天或4次/天
5	四环素500mg，3次/天或4次/天	呋喃唑酮100mg，2次/天
6	阿莫西林1000mg，2次/天	甲硝唑400mg，3次/天或4次/天
7	阿莫西林1000mg，2次/天	四环素500mg，3次/天或4次/天

青霉素过敏者推荐的抗菌药物组合方案：

①克拉霉素+左氧氟沙星。

②克拉霉素+呋喃唑酮。

③四环素+甲硝唑或呋喃唑酮。

④克拉霉素+甲硝唑。

由于幽门螺杆菌的耐药率日益升高，根除方案的选择强调个体化治疗，需考虑既往抗生素使用史、伴随疾病、年龄等综合因素。初始治疗失败后，一般建议间隔2~3个月考虑补救治疗。

（2）保护胃黏膜治疗。铋剂除抑杀Hp外，还可保护胃黏膜，其他药物还有硫糖铝、麦滋林、甘草酸钠、替普瑞酮、硫酸锌、前列腺素E_2、丙谷胺、吉法酯、依卡倍特、瑞巴派特等可选用。

（3）促胃动力。多潘立酮、莫沙必利、马来酸曲美布丁、盐酸伊托必利，适合于上腹胀、恶心症状及胃动力下降、胆汁反流的慢性胃炎。常用多潘立酮，每次10mg，每日3次，三餐前口服；或莫沙必利，每次5mg，每日3次，三餐前口服。

（4）制酸剂和碱性药物。H_2受体阻滞药（如雷尼替丁、法莫替丁）、质子泵抑制剂（如奥美拉唑、兰索拉唑、泮托拉唑、雷贝拉唑、埃索米拉唑等）及复方氢氧化铝片、胃达喜等减轻H^+反弥散程度，为胃黏膜的炎症修复制造有利的胃腔环境，对缓解上腹疼痛症状也有效。以下药物可选用一种：雷尼替丁，每次

150mg，每日2次，口服；法莫替丁，每次20mg，每日2次，口服；奥美拉唑，每次20mg，每日1次，口服；兰索拉唑，每次30mg，每日1次，口服；泮托拉唑，每次40mg，每日1次，口服；雷贝拉唑，每次10mg，每日1次，口服；埃索米拉唑，每次20mg，每日1次，口服。

（5）胃黏膜营养剂。老年患者慢性胃炎，尤其是萎缩和肠上皮化生者，应选用胃黏膜营养剂，适当补充维生素（如胃酶素）、锌、硒等。

（6）治疗贫血。对伴缺铁性贫血者可补充铁剂，伴恶性贫血者可注射维生素B_{12}。

（7）其他。对用上述药物不效，且伴有精神神经症状者，可加用抗抑郁药物。

第二节　消化性溃疡

消化性溃疡（peptic ulcer，PU）是一种常见的慢性胃肠道疾病，简称溃疡病，通常指发生于胃和十二指肠的溃疡，分别称为胃溃疡（gastric ulcer，GU）和十二指肠溃疡（duodenal ulcer，DU）。因溃疡发生在与酸性胃液相接触的胃肠道，与胃酸和胃蛋白酶有着较为密切的关系，故称为消化性溃疡。溃疡病的临床特点为慢性、周期性和规律性的上腹部疼痛，与饮食有关，制酸剂可缓解症状。

溃疡病发病与季节有一定关系，以秋季和冬春之交时期为多发。本病在我国人群中的发病率、病死率尚无确切调查资料，曾有统计在人群中约10%的人在一生中患有溃疡病。2016年我国《消化性溃疡诊断与治疗规范》指出，本病可发生于任何年龄，以20~50岁居多，男性多于女性[（2~5）∶1]。十二指肠溃疡多于胃溃疡，两者之比约为3∶1；十二指肠溃疡以青壮年多见，胃溃疡以中老年多见。

一、临床表现

本病的临床表现不一，部分患者可无症状，或以出血、穿孔等并发症作为首发症状，多数消化性溃疡具有慢性、反复发作性、周期性、节律性等特点。

（一）症状

1.疼痛

上腹部疼痛（pain）是溃疡的主要症状。但大约有10%的溃疡病患者可无疼痛。典型的溃疡性疼痛常呈节律性和周期性。

（1）疼痛的部位和性质。疼痛常位于上腹中部、偏左或偏右。不过，位于壶腹后的溃疡疼痛可出现于右上腹和脐的右侧。位于胃体和贲门下的胃溃疡呈现左前胸下部或左上腹部疼痛。发生在胃或壶腹部的后壁溃疡可以出现后背疼痛为主。疼痛部位虽大致反映溃疡病灶所在的位置，但并不完全一致。溃疡性疼痛可表现为隐痛、钝痛、刺痛、烧灼样痛或胀痛，一般不放射，范围比较局限，疼痛多不剧烈，可以忍受。偶尔也有疼痛较重者。

（2）疼痛的节律性。节律性疼痛是溃疡的一个特征性症状，它与进食有一定关系。十二指肠溃疡疼痛常在饥饿时和夜间出现，进食后可以减轻。胃溃疡疼痛多出现于餐后1h左右，其节律性不如十二指肠溃疡明显，夜间疼痛症状也比十二指肠溃疡轻和少见。

溃疡性疼痛之所以呈节律性的原因可能与胃酸分泌有关。进食后1h左右，胃酸分泌开始增多，胃酸刺激溃疡面而引起疼痛。食物对酸具有缓冲作用，可使胃液pH升高，所以进食或口服碱性药物可使疼痛症状暂时减轻。人在午夜的胃酸分泌量常常处于24h胃酸分泌周期的高峰，到凌晨时胃酸分泌量下降。因此，患者常在半夜被痛醒。此外，引起溃疡疼痛的原因可能还涉及胃酸以外的因素，比如胃蛋白酶、胆盐、胃及十二指肠的肌张力增高和痉挛等。

（3）疼痛的周期性。溃疡性疼痛的另一个特点是呈反复周期性发作，十二指肠溃疡比胃溃疡更为明显。所谓疼痛的周期性是指疼痛持续数日、数周或数月后，继以数月乃至数年的缓解，而后又复发。一年四季均可发病，但以秋末至春初气温较冷的季节更为常见。相当多的患者经反复发作进入慢性病程后，失去上述疼痛的节律性和周期性特征。由于溃疡病容易复发，故而整个病程往往较长，不少患者有数年甚至10年以上的病史。

2.其他症状

溃疡病除上腹疼痛外，尚可有上腹饱胀、嗳气、反酸、胃灼热、恶心、呕吐、食欲减退等消化不良的症状。但这些症状缺乏特异性，部分原因或许与伴随的慢性胃炎有关。病程较长的患者因影响摄食和消化功能而出现体重减轻，有些患者可能因慢性失血或营养不良而出现贫血。

（二）体征

溃疡病患者缺少特异性的体征。多数患者有上腹部轻度压痛，少数患者因出血、贫血而出现面色、唇甲苍白或心率增快。部分患者体质瘦弱，呈慢性病容。

（三）特殊类型的消化性溃疡

1.复合溃疡

复合溃疡指胃和十二指肠同时发生的溃疡。DU往往先于GU出现。幽门梗阻发生率较高。

2.幽门管溃疡

幽门管位于胃远端，与十二指肠交界，长约2cm。幽门管溃疡与DU相似，胃酸分泌一般较高。幽门管溃疡上腹痛的节律性不明显，对药物治疗反应差，呕吐较多见，较易发生幽门梗阻、出血和穿孔等并发症。

3.球后溃疡

DU大多发生于十二指肠球部，发生在十二指肠球部以下的溃疡称为球后溃疡，多发生在十二指肠乳头的近端。其具有DU的临床特点，但夜间痛及背部放射痛多见，对药物治疗反应较差，较易并发出血。

4.巨大溃疡

巨大溃疡指直径大于2cm的溃疡。对药物治疗反应较差、愈合时间较慢，易发生慢性穿透或穿孔。注意胃的巨大溃疡与恶性溃疡鉴别。

5.老年人消化性溃疡

近年老年人发生消化性溃疡的报道增多。其临床表现多不典型。GU多位于胃体上部甚至胃底部，溃疡常较大，易误诊为胃癌。

6.无症状性溃疡

约15%的消化性溃疡患者可无症状，而以出血、穿孔等并发症为首发症状。无症状性溃疡可见于任何年龄，以老年人较多见；非甾体类抗炎药（NSAID）引起的溃疡近半数无症状。

（四）常见并发症

近年来，由于H_2受体拮抗剂及质子泵的广泛运用，使溃疡病并发穿孔与幽门梗阻的机会减少，而并发上消化道出血则相对增多。

1.溃疡出血

溃疡出血为最常见的并发症，占溃疡病的15%～30%，约占整个上消化道出血的半数。球后和十二指肠后壁溃疡并发出血更多。临床表现及预后取决于出血量、出血速度、是否继续出血和机体状况。溃疡出血表现为便血或呕血，可出现心悸、头晕、眼花、乏力、休克，甚至死亡。

2.溃疡穿孔

溃疡穿透胃、十二指肠壁，使胃或十二指肠内容物流入腹腔称为溃疡穿孔，是消化性溃疡最严重的并发症，表现为剧烈腹痛，患者可因腹膜炎和败血症致死。诊断主要依靠X线，可见膈下游离气体。

3.幽门梗阻

位于幽门或幽门附近的溃疡，可因黏膜水肿或因炎症、幽门环形肌痉挛收缩或慢性溃疡引起的黏膜下纤维化，形成瘢痕狭窄而导致幽门梗阻。症状为腹痛特点改变、上腹饱胀、呕吐大量发酵酸性宿食，呕吐后上腹胀可以缓解。胃部体征主要是胃的蠕动波、振水音、胃型。

4.溃疡癌变

十二指肠溃疡极少癌变，胃溃疡癌变率在1%左右，多发生在溃疡边缘。一旦癌变，可使疼痛节律性改变，并具有胃癌的临床表现。

二、辅助检查

（一）胃镜检查和胃黏膜活组织检查

内镜检查是诊断溃疡病最重要的手段。它不仅可以清晰窥见溃疡的形态、数目、大小和周围黏膜情况，而且可鉴别溃疡的良性、恶性及早期溃疡型胃癌。尤其X线难以鉴别者，胃镜加胃黏膜病理活检可作出可靠的诊断，同时对溃疡的临床分期、预后判断、疗效鉴定也能提供可靠的依据。

溃疡分期应以胃镜为依据，一般分为三期。

1.活动期（A期）

可见溃疡基底部覆有白色、黄白色或棕褐色厚苔，边缘光整，周围黏膜充血水肿，如有红晕环绕，有时伴出血糜烂。

2.愈合期（H期）

溃疡缩小变浅，四周充血水肿消退，基底白苔变薄。再生上皮明显，皱襞集中可达溃疡边缘。

3.瘢痕期（S期）

溃疡基底部的白苔消失，遗下红色瘢痕。最后红色瘢痕变为灰色瘢痕，四周有黏膜纹辐射，表示溃疡已完全愈合。

目前，溃疡的分期一般采用崎田隆夫分期法，活动期又分A1、A2两期；好转期也称为愈合期或愈合过程，又分H1、H2两期；瘢痕期分为S1、S2两期，即红色瘢痕期和灰色瘢痕期。

内镜检查对下列情况具有价值：

（1）为了进一步确定X线发现的溃疡的性质，如排除溃疡型胃癌或其他少见类型（如结核、梅毒等）。

（2）临床上怀疑溃疡但缺乏X线证据，胃镜可加以证实。

（3）X线检查提示胃皱襞粗大，呈放射状纠集，不能排除溃疡。

（4）X线难以发现的浅小溃疡，如霜斑样溃疡或线状溃疡。

（5）需要证实或排除伴有的胃炎、肠腺化生、不典型增生及早期胃癌等。

（6）临床科研为了准确鉴定溃疡分期和疗效，或追踪良性溃疡的愈合或复发过程。

（二）X线检查

消化性溃疡的主要X线征象是壁龛或龛影，由钡悬液填充溃疡的凹陷部分造成。在正面观，龛影呈圆形或椭圆形，边缘整齐。因溃疡周围的炎性水肿而形成环形透亮区的宽度可随施加压力的不同而有明显变化，这表示它为较软的组织所

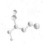

造成。在切面观，壁龛突出胃壁轮廓以外，呈半圆形、乳头形或长方形。浅小溃疡或愈合中的溃疡呈漏斗形。溃疡四壁一般光整而平滑。有时在溃疡口部可见一个较宽的透光带，宛如颈部戴有一个项圈，它是悬浮黏膜缘的水肿所造成。

胃溃疡的龛影多见于胃小弯，且常在溃疡对侧见到痉挛性胃切迹。十二指肠溃疡的龛影常见于球部，通常比胃的龛影小。龛影是溃疡存在的直接征象。

（三）幽门螺杆菌检查

溃疡病的发病与Hp密切相关，故对溃疡病患者，常规要做Hp检查，因为有无幽门螺杆菌感染决定治疗方案的选择。检测方法分为侵入性和非侵入性两大类。前者需通过胃镜检查取胃黏膜活组织进行检测，主要包括快呋塞米素酶试验、组织学检查和幽门螺杆菌培养；后者主要有^{13}C或^{14}C尿素呼气试验、粪便幽门螺杆菌抗原检测及血清学检查（定性检测血清抗幽门螺杆菌IgG抗体）。

三、诊断

（1）上腹部疼痛呈慢性病程，周期性发作，常与季节变化、精神因素、饮食不当有关，或有长期使用能致溃疡的药物如阿司匹林等的病史。

（2）上腹隐痛、灼痛或钝痛，服碱性药物后缓解。典型者胃溃疡常于剑突下偏左，好发于餐后1～2h；十二指肠溃疡常于中上腹偏右，好发于餐后3～4h或半夜痛醒。疼痛常伴反酸、嗳气。

（3）溃疡活动期大便潜血可呈阳性。

（4）X线钡餐检查可见龛影及黏膜皱襞集中等。

（5）胃镜检查，可于胃或（和）十二指肠见圆形或椭圆形、底部平整、边缘整齐的溃疡。

具备以上（1）（2）（4）或（2）（5）项者可诊断为胃或十二指肠溃疡。对诊断为胃溃疡者须与恶性溃疡鉴别，凡能进行胃镜检查者应做黏膜活检予以确诊。

四、鉴别诊断

（一）慢性胃炎

慢性胃炎也可出现上腹部疼痛及嗳气、吐酸、胃灼热等症状，但慢性胃炎的胃部症状无一定的规律性。X线钡剂检查可能提示胃炎征象，但一般帮助不大。胃镜检查是鉴别胃炎与溃疡病的主要方法。

（二）功能性消化不良

功能性消化不良也可出现上腹部疼痛不适等症状，有的甚至有规律性疼痛，酷似溃疡样疼痛，使用制酸药有效。鉴别诊断主要靠胃镜检查。

（三）胃癌

一些溃疡型胃癌在早期，其形态和临床表现可甚似良性溃疡，应予严格区分，明确溃疡性质。一般来说，胃癌多见于中年以上，病程较短，并有进行性恶化过程，一般食欲很差；疼痛多见于上腹部，疼痛早期多为隐痛或仅为不适感，晚期才明显，疼痛无规律性，进食后加重；制酸药一般效果不佳，粪便隐血试验持续阳性。胃溃疡如在短期内疼痛加重，用抗酸药也不能缓解，应考虑溃疡癌变。需依靠内镜直视下病理活检。

（四）慢性胆道疾病

慢性胆囊炎和胆石症可引起慢性、复发性上腹痛，易误诊为消化性溃疡。但其疼痛一般缺乏溃疡病的节律性，以中年女性较多，主要为右上腹疼痛不适或典型的胆绞痛，因进食脂肪而发作，应用碱性药物不能缓解，墨菲征阳性。B型超声与X线胆道造影可明确诊断。

（五）胃黏膜脱垂

胃黏膜脱垂引起的上腹部疼痛有以下几点异于消化性溃疡：为间歇性上腹痛，无溃疡病的节律性疼痛，使用制酸药物不能缓解，左侧卧位时可使疼痛缓解；X线钡餐检查能证明脱垂的存在。

（六）胃泌素瘤

胃泌素瘤亦称为Zollinger-Ellison综合征，是胰腺非β细胞瘤，分泌大量胃泌素所致。肿瘤往往很小（＜1cm），生长缓慢，半数为恶性。大量胃泌素可刺激壁细胞增生，分泌大量胃酸，使上消化道经常处于高酸环境，导致胃、十二指肠球部和不典型部位（十二指肠降段、横段，甚或空肠近端）发生多发性溃疡。胃泌素瘤与普通消化性溃疡的鉴别要点是该病溃疡发生于不典型部位，具难治性特点，有过高胃酸分泌（BAO和MAO均明显升高，且BAO/MAO＞60%）及高空腹血清胃泌素（＞200pg/mL，常＞500pg/mL）。

五、药物治疗

（一）中医治疗

1.辨证方药

本病辨证，当分寒热、虚实、阴阳、在气在血。如肝气犯胃、肝胃郁热、瘀血停滞等属实证；胃阴不足、脾胃虚寒等属虚证；若久病因虚而导致气滞血瘀湿阻者，属本虚标实。治疗以理气、和胃、止痛为主，审证求因，辨证施治。邪盛以祛邪为主，正虚以扶正为先；虚实夹杂者，则当祛邪扶正并举。虽有"通则不痛"之说，但决不能局限于狭义的"通"法，要从广义的角度去理解和运用"通"法，正如叶天士所谓"通字须究气血阴阳"。

（1）肝胃不和

证候：胃脘胀满，攻撑作痛，牵及两胁，遇情志不遂而加重，吐酸，善太息。苔薄白，脉弦。

治法：疏肝理气，和胃止痛。

方药：柴胡疏肝散（《景岳全书》）。

加减：伴反酸者，加海螵蛸、浙贝母制酸；痛甚者，可加三七末（冲服）以祛瘀止痛；嗳气频繁者，加沉香、白蔻仁（后下）、代赭石以顺气降逆；大便不通者，可加尖槟、大黄（后下）以通便。若兼见舌红、苔黄、脉弦数等肝胃郁热症状者，以清化郁热为法，改用方药如下：柴胡、郁金、大黄、蒲公英、海螵蛸、浙贝母、延胡索、川楝子、竹茹、黄连、枳壳。

（2）脾胃湿热

证候：胃痛或胸脘胀闷，口干口苦，渴不引饮。舌质红，苔黄厚腻，脉弦滑或数。

治法：清热燥湿，理气和胃。

方药：泻心汤加减（《伤寒论》）。

加减：伴恶心呕吐者，加竹茹、法半夏以清热和胃降逆；大便秘结不通者，可加虎杖、大黄改后下以清热攻下；纳呆少食者，加布渣叶、神曲、谷芽、麦芽以开胃消滞。

（3）脾胃虚寒

证候：胃脘隐痛，喜暖喜按，绵绵不断，遇凉痛甚，每于受凉、劳累后疼痛发作，空腹痛甚，得食痛减，口泛清水，食欲缺乏，神疲乏力，大便溏薄。舌淡，苔白，脉细弱。

治法：温中健脾，和胃止痛。

方药：理中汤加减（《伤寒论》）。

加减：胃脘冷痛、喜温喜按、四肢不温者，为脾胃虚寒，加干姜、制附子、桂枝或加服黄芪建中汤以温中祛寒；泛吐酸水明显者，加吴茱萸、海螵蛸、浙贝母以制酸；大便潜血阳性者，加炮姜炭、白及以温中止血。

（4）胃阴亏虚

证候：胃脘隐痛或灼痛，午后尤甚，或嘈杂心烦，口燥咽干，纳呆食少，大便干结或干涩不爽。舌质红，舌苔少或剥脱，或干而少津，脉细数。

治法：养阴清热，和胃止痛。

方药：一贯煎加减（《续名医类案》）。

加减：泛酸者，可加海螵蛸、浙贝母或配用左金丸以制酸；气阴两虚者，加黄芪、党参、山药以益气健脾；大便干结者，可加用火麻仁以润肠通便。

（5）瘀血阻络

证候：胃脘疼痛有定处，如针刺或刀割，痛而拒按，食后痛甚，或见吐血、黑粪。舌质紫黯，或见瘀斑，脉涩或沉弦。

治法：活血祛瘀止痛。

方药：失笑散和丹参饮加减（《太平惠民和剂局方》《时方歌括》）。

加减：气虚者，加黄芪、党参以补中益气；泛酸者，可加海螵蛸、浙贝母以

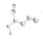

制酸；瘀热者加赤芍、大黄以清热祛瘀。

2.中成药治疗

（1）胃苏冲剂。每次15g，每日3次，适用于肝胃不和型溃疡病患者。

（2）胃乃安胶囊。每次4粒，每日3次，适用于脾胃虚弱型溃疡病患者。

（3）健胃愈疡片。每次4片，每日3次，适用于各型溃疡病患者。

（4）金佛止痛丸。每次1支，每日3次，适用于肝胃不和型溃疡病患者。

（5）四方胃片。每次4片，每日3次，适用于肝胃郁热型溃疡病患者。

3.外治疗法

（1）青黛30g，雄黄15g，密陀僧30g，铅粉15g，共研细末，用鸭蛋清（2枚）调匀外敷胃部热痛处。该疗法适用于胃热作痛，胃部灼热如焚。

（2）连须葱头30g，生姜15g，共捣烂炒热布包，热敷胃部。该疗法适用于胃寒作痛。

（3）敷脐疗法。艾叶1把，揉研成艾绒，连同碎末，用酒炒热，纱布包裹，敷脐，外加热水袋热烫蒸脐，直至痛缓为止。该疗法适用于寒凝气滞胃痛。

（二）西医治疗

治疗目的在于消除病因、解除疼痛、愈合溃疡、防止复发和避免并发症。不同的患者，其消化性溃疡的病因不尽相同，发病机制亦各异，所以对每一病例应分析其可能涉及的致病因素及病理生理，给以适当的处理。如针对幽门螺杆菌感染引起的溃疡病，根除后可彻底治愈溃疡病，是治疗本病的一大进展。

1.一般疗法

饮食要有规律、定时，不宜过饱或过饥。避免进食容易诱发或加重症状的食物，如酒类可引起胃黏膜损伤，咖啡增加胃酸分泌，吸烟与溃疡发生及延迟愈合有密切关系；此外，浓茶、含咖啡因的饮料、辛辣食物等更要避免。服用NSAID者尽可能停用。精神紧张和情绪波动常是溃疡症状复发的原因，对这类患者可短期使用镇静剂。

2.药物治疗

（1）抑制胃酸分泌药物。溃疡的愈合与抑酸治疗的强度和时间成正比。抑酸药常与根除Hp治疗配合使用。可选用以下抑酸药：

①H_2受体拮抗剂。该类药与组胺竞争阻断胃黏膜壁细胞H_2受体，抑制胃酸

分泌。可选用以下药物常规治疗，剂量：雷尼替丁（ranitidine），每次0.15g，早、晚餐后各服1次；法莫替丁（famotidine），每次20mg，早、晚餐后各服1次。治疗活动性DU，4周为1个疗程；治疗GU，6～8周为1个疗程。

②质子泵抑制剂（proton pump inhibito，PPI）。质子泵抑制剂抗酸作用比H_2受体拮抗剂强，使大多数患者能减少24h胃酸分泌量90％以上，被认为是目前治疗PU疗效最佳的药物。可选用以下一种药物和剂量：奥美拉唑，每次20mg，每日1次；兰索拉唑，每次30mg，每日1次；泮托拉唑，每次40mg，每日1次；雷贝拉唑，每次10mg，每日1次；埃索美拉唑，每次20mg，每日1次。以上PPI的疗程，DU为2～4周，GU为4～6周。

（2）中和胃酸药物。本类药物是具有最长历史的抗溃疡药物，优点是止痛迅速，但作用短暂，愈合溃疡率低，多用于止痛治疗。目前常用的有：复方氢氧化铝，每次2～4片；铝碳酸镁，每次0.5～1g；复方碳酸钙咀嚼片，每次1～2片，每日3次。其不良反应是：铝抗酸剂可引起便秘、食欲缺乏、骨痛，镁制剂可引起腹泻。镁铝复方可抵消便秘与腹泻的不良反应。

（3）胃黏膜保护药物

①硫糖铝。常用量为每次0.5～1g，每日4次。4周与8周疗程的PU愈合率分别为80％和90％。作用机制为黏附覆盖在溃疡面上，阻止胃酸、胃蛋白酶侵蚀溃疡面，促进内源性前列腺素的合成和刺激表皮生长因子分泌有关。不良反应为便秘。

②枸橼酸铋钾。用量为每次120mg，三餐前和睡前各服1次。作用机制除似硫糖铝外，还有较强的抑制Hp作用。不良反应为长期使用可引起神经毒性。

③前列腺素。前列腺素E_2具有抑制胃酸分泌和细胞保护作用。常用的有米索前列醇。以米索前列醇治疗DU，每次200μg，每日4次，4周治愈率为62％。其逊于雷尼替丁4周治愈率（89％）。前列腺素E_2有较多的不良反应，如腹泻和子宫收缩（堕胎作用），因而临床应用受到限制。目前可试用于服用非甾体类抗感染药（NSAIDs）的患者，预防或减少GU的发生。

（4）幽门螺杆菌感染的治疗。幽门螺杆菌（Hp）存在于胃中，几乎所有的DU患者、60％～80％的GU患者胃黏膜可检出Hp。Hp的存在是溃疡复发的原因之一。对Hp感染的溃疡患者不管是初发或复发，除用抗酸分泌药物治疗外，还需用抗菌治疗。目前，常用的四联联合药物治疗方案以铋剂＋PPI＋克拉霉素＋

阿莫西林的方案根除率最高，使用方便，不良反应少。四联疗法虽可提高根除率，但不良反应发生率高达30%，主要有恶心、腹泻、真菌感染，严重者可发生伪膜性肠炎、难辨梭状芽孢杆菌肠炎。

（5）非甾体类抗炎药（NSAID）溃疡的治疗。对服用NSAID后出现的溃疡，如情况允许，应立即停用NSAID；如病情不允许，可换用对黏膜损伤少的NSAID，如特异性COX-2抑制剂（塞来昔布或罗非昔布）。对停用NSAID者，可予常规剂量常规疗程的H_2RA或PPI治疗；对不能停用NSAID者，应选用PPI治疗（H_2RA疗效差）。因幽门螺杆菌和NSAID是引起溃疡的两个独立因素，因此应同时检测幽门螺杆菌；如有幽门螺杆菌，应同时根除幽门螺杆菌。溃疡愈合后，如不能停用NSAID，应予PPI或米索前列醇长程维持治疗（H_2RA疗效差，不推荐使用）。对长期使用NSAID的患者是否应常规给药预防溃疡仍有争论。已明确的是，对于发生溃疡的高危患者，如既往有溃疡病史，高龄或有严重伴随病，同时应用抗凝血药或糖皮质激素者，应常规予PPI或米索前列醇预防；H_2RA或硫糖铝预防溃疡效果差而不被推荐。

3.并发症的治疗

（1）大量出血。消化性溃疡病并发大量出血，常可引起周围循环衰竭和失血性贫血。治疗包括输血、输液以补充血容量，调节水、电解质及酸碱平衡，稳定生命体征，给予注射制酸、止血药物及内镜下局部止血等。

（2）急性穿孔。胃十二指肠溃疡一旦并发急性穿孔，应禁食，放置胃管抽取胃内容物，防止腹腔继发感染。无腹膜炎发生的小穿孔，可采用非手术疗法。饱食后发生穿孔，常伴有弥漫性腹膜炎，需在6~12h内施行急诊手术。慢性穿孔进展较缓慢，穿孔邻近脏器，可引起粘连和瘘管形成，必须行外科手术。

（3）幽门梗阻。功能性或器质性幽门梗阻的初期，其治疗方法基本相同，包括以下内容：

①静脉输液以补充血容量，调节水、电解质及酸碱平衡，稳定生命体征。

放置胃管连续抽取胃内容物72h后，于每日晚餐后4h行胃灌洗术，以解除胃潴留和恢复胃张力。

③胃灌洗术后，如胃潴留已少于200mL，表示胃排空已接近正常，可给予流质饮食。

④消瘦或营养状况极差者，宜及早予以全肠外营养疗法。

⑤注射H_2受体拮抗剂或质子泵抑制剂。

⑥应用促进胃动力药，如多潘立酮或西沙比利；但禁用抗胆碱能药物，如阿托品、颠茄类，因此类药物能使胃松弛和胃排空减弱而加重胃潴留。

4.维持治疗

PU是慢性病，容易复发。因此，有必要在溃疡愈合后继续采用抗溃疡药做维持治疗，以减少溃疡复发。

（1）长期维持治疗。在溃疡愈合后，继续服用小剂量抗溃疡药至少1年。可在睡前服任何一种H_2受体拮抗剂，如西咪替丁400mg，雷尼替丁150mg，法莫替丁20mg或尼扎替丁150mg。亦可用硫糖铝1g，每日2次。

长期维持治疗的适应证有：

①溃疡症状经常复发，且因工作关系经常外出者。

②以穿孔为发作症状，或经常反复出血者。

③因溃疡并发症须做手术治疗，患者拒做手术或因其他疾病不能手术者。

④术后复发性溃疡。

⑤伴有肾脏疾患或慢性阻塞性肺疾病并酸中毒者。

⑥伴有以下一种溃疡复发危险因素者：吸烟（每日10支以上）、胃酸分泌增多（>60mEq/h）、有溃疡复发或并发症史、有幽门螺杆菌感染、持续使用致溃疡药物如非甾体类抗感染药、年龄>60岁，以及饮用浓茶或咖啡、嗜酒、精神紧张、情绪波动等。

（2）间歇维持治疗。当溃疡复发时给予全量的H_2拮抗剂做短期治疗，使症状消失时间尽可能长一些，一般用药4~12周。这种方法简单，不良反应少，亦可以减轻费用和易于发现一些需要长期维持治疗的病例。

间歇维持治疗适应证为：

①出现典型溃疡复发症状，或经检查证实溃疡再度存在而又无并发症者。

②有季节性发作规律者，在好发季节服药。

（3）症状性自我监护治疗。指导患者在症状复发出现疼痛时，服用全量抗溃疡药物至疼痛消失后即停药。此疗法的目的在于控制症状，待溃疡自然愈合。优点是所耗药物少和费用较低，溃疡并发症无明显增多，但溃疡愈合较慢。故而，本疗法只适合没有并发症的DU患者。

值得注意的是，不论采用哪一种维持治疗都应尽量避免或积极治疗影响溃疡

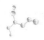

复发的危险因素。根除Hp有助于防止溃疡复发，采用H₂受体拮抗剂或质子泵抑制剂的同时并用抗Hp药物，达到愈合溃疡、根除Hp、降低复发率的目的。

第三节　脂肪性肝病

脂肪性肝病是以肝细胞脂肪过度贮积和脂肪变性为特征的临床病理综合征，临床上分为非酒精性脂肪性肝病（non-alcoholic fatty liver disease，NAFLD）和酒精性脂肪性肝病（alcoholic fatty liver disease，AFLD）两大类。非酒精性脂肪性肝病是指除酒精和其他明确的肝损害因素所致的以外，以弥漫性肝细胞大泡性脂肪变为主要特征的临床病理综合征，包括单纯性脂肪性肝病，以及由其演变的脂肪性肝炎（non-alcoholic steatohepatitis，NASH）、脂肪性肝纤维化和肝硬化。非酒精性脂肪性肝病已成为我国最常见的慢性肝病之一，一般人群发病率约15%。酒精性脂肪性肝病是由于长期大量饮酒所致的慢性肝病，初期通常表现为脂肪肝，进而可发展成酒精性肝炎、酒精性肝纤维化和酒精性肝硬化。本病在欧美国家多见，近年我国的发病率也有上升。

一、临床表现

（一）症状

非酒精性脂肪性肝病起病隐匿，发病缓慢，常无症状。少数患者可有乏力、右上腹轻度不适、肝区隐痛或上腹胀痛等非特异症状。严重脂肪性肝炎可出现黄疸、食欲缺乏、恶心、呕吐等症状。

酒精性脂肪肝患者可在长时间内没有任何肝脏的症状和体征。酒精性肝炎临床表现差异较大，常发生在近期（数周至数月）大量饮酒后，出现全身不适、食欲缺乏、恶心、呕吐、乏力、肝区疼痛等症状。严重者可发生急性肝衰竭。酒精性肝硬化临床表现与其他原因引起的肝硬化相似，可伴有慢性酒精中毒的表现，如精神神经症状、慢性胰腺炎等。

（二）体征

非酒精性脂肪肝部分患者可发现肝大。酒精性肝炎可有低热、黄疸、肝大并有触痛。发展至肝硬化失代偿与其他原因所致的肝硬化相似。

二、辅助检查

（一）生化学检查

非酒精性脂肪肝血清转氨酶（ALT、AST）和谷氨酸氨基转移酶（GGT）水平正常或轻度升高，通常以ALT升高为主。部分患者血脂、尿酸、转铁蛋白和空腹血糖升高或糖耐量异常。肝硬化时可出现白蛋白和凝血酶原时间异常。酒精性脂肪肝可有血清AST、ALT轻度升高。酒精性肝炎AST升高比ALT升高明显，AST/ALT常大于2，但AST和ALT值很少大于500U/L，否则应考虑是否合并有其他原因引起的肝损害。GGT常升高，TB、PT等指标也可有不同程度的改变。联合检测有助于诊断酒精性肝病。

（二）影像学检查

超声检查是诊断脂肪性肝病重要而实用的手段，其诊断脂肪性肝病的确诊率高达70%～80%。CT平扫弥漫性肝脏密度降低，肝/脾CT比值≤1.0。弥漫性肝脏密度降低，肝/脾CT比值≤1.0但＞0.7者为轻度，肝/脾CT比值≤0.7但＞0.5者为中度，肝/脾CT比值≤0.5者为重度。

（三）病理学检查

肝穿刺活组织检查是确诊非酒精性脂肪性肝病的主要方法，对鉴别局灶性脂肪性肝病与肝肿瘤，以及某些少见疾病，如血色病、胆固醇酯贮积病等有重要意义，也是判断预后的最敏感和特异的方法。

肝活组织检查是确定酒精性肝病及分期分级的可靠方法，是判断其严重程度和预后的重要依据，但很难与其他病因引起的肝脏损害鉴别。

三、诊断

（一）非酒精性脂肪肝的诊断标准

凡具备下列第1~5项和第6或第7项中任何一项者即可诊断为非酒精性脂肪性肝病。

（1）有易患因素，如肥胖、2型糖尿病、高脂血症等。

（2）无饮酒史或饮酒折合乙醇量男性每周＜140g，女性每周＜70g。

（3）排除病毒性肝炎、药物性肝病、全胃肠外营养、肝豆状核变性和自身免疫性肝病等可导致脂肪肝的特定疾病。

（4）除原发疾病的临床表现外，可有乏力、肝区隐痛、肝脾大等症状及体征。

（5）血清转氨酶或GGT、转铁蛋白升高。

（6）符合脂肪性肝病的影像学诊断标准。

（7）肝组织学改变符合脂肪性肝病的病理学诊断标准。

（二）酒精性脂肪肝的诊断标准

饮酒史是诊断酒精性肝病的必备依据，应详细询问患者饮酒的种类、每日摄入量、持续饮酒时间和饮酒方式等。目前酒精摄入的安全阈值尚有争议。我国现有的酒精性肝病诊断标准为：有长期饮酒史，一般超过5年，折合酒精量男性≥40g/d，女性≥20g/d；或2周内有大量饮酒史，折合酒精大于80g/d。酒精量换算公式为：酒精量（g）＝饮酒量（mL）×酒精含量（％）×0.8。

四、鉴别诊断

酒精性肝病应与非酒精性脂肪性肝病、病毒性肝炎、药物性肝损害、自身免疫性肝病等其他肝病及其他原因引发的肝硬化进行鉴别。酒精性肝病和慢性病毒性肝炎关系密切，慢性乙型、丙型肝炎患者对酒敏感度增高，容易发生酒精性肝病；反之，酒精性肝病患者对病毒性肝炎易感性也增加。

五、药物治疗

（一）中医治疗

1.辨证方药

进行疾病健康理念疏导，纠正患者的不良生活习惯是治疗脂肪肝的关键环节。酒精性脂肪肝首先要戒酒，非酒精性脂肪肝要纠正不良的生活方式。对于单纯性脂肪肝以中医综合治疗为主，可采用辨证口服中药汤剂或中成药、运动疗法、中医外治疗法、疾病健康理念疏导、运动疗法、养生保健、药膳食疗等。脂肪性肝炎也以中医综合治疗为主，但应适当使用抗感染保肝药物，减轻肝细胞炎症损伤。

（1）痰瘀互结证

证候：肝区胀满或胀痛，胸闷纳少，嗳气，情志不畅时症状加重；舌下脉络迁曲，舌暗或边有瘀斑、瘀点，苔薄白，脉弦。

治法：疏肝健脾，活血化瘀。

方药：柴胡芍药汤与四君子汤加减（《圣济总录》《太平惠民和剂局方》）。

若口苦，尿赤者，加黄柏、泽泻；若腹胀、嗳气明显者，加陈皮，木香；若胁肋刺痛、舌下脉络迁曲明显者，加三棱、莪术；若胃脘胀闷，大便不爽，苔腻者，加春砂仁、法半夏。

（2）痰湿内停证

证候：形体肥胖，胸胁闷胀，肝区胀闷不适，眩晕头重，肢体沉重，乏力腹胀，纳呆口黏，间有恶心欲吐，大便不爽，舌苔白腻，脉弦滑。

治法：化痰利湿，理气消积。

方药：胃苓汤加减（《丹溪心法》）。

若痰湿化热，有口干便秘、腹满痛者，加虎杖、莱菔子；积滞明显者，可加枳实、三棱。

（3）肝郁气滞证

证候：肝区胀满或胀痛，胸闷纳少，嗳气，情志不畅时症状加重；苔薄白，脉弦。

治法：疏肝理气，消积化滞。

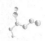

方药：柴胡疏肝散加减（《景岳全书》）。

若口干便秘，烦躁不安，黄疸者，加虎杖、绵茵陈；见胁痛明显者，加延胡索、丹参。

（4）脾虚痰湿证

证候：多见纳呆恶心，神疲乏力，面色萎黄不泽或虚浮，腹胀便溏，舌质淡胖，舌苔腻，脉细软。

治法：健脾祛湿，理气消积。

方药：参苓白术散加减（《太平惠民和剂局方》）。

若口干口苦，脘闷纳呆，舌苔黄腻，脉弦滑者，加绵茵陈、车前草；若胸闷作呕，舌淡胖苔滑者，去薏苡仁，加苍术、厚朴。

（5）血瘀阻络证

证候：肝区疼痛明显，甚或刺痛，肋下触及明显肿大的肝脏，并有触痛，舌质暗或紫暗，脉细弦。

治法：活血化瘀，消积通络。

方药：复元活血汤加减（《医学发明》）。

若肢体疲乏无力，舌苔腻者，去大黄，加泽泻、荷叶；若便秘、口干者，加虎杖。

2.中成药

（1）壳脂胶囊。具有清化湿浊、活血散结、补益肝肾的功效。主治非酒精性脂肪肝湿浊内蕴、气滞血瘀或兼有肝肾不足郁热证。

（2）强肝胶囊。具有清热利湿、补脾养血、益气解郁的功效。主治脂肪肝。

（二）西医治疗

非酒精性脂肪肝目前尚无特效的治疗方法，目前认为脂肪肝的治疗原则为：去除病因和诱因，积极控制原发病或伴随疾病；纠正不良行为；调整饮食及坚持必要的体育锻炼；必要时辅以保肝、抗感染、抗肝纤维化类药物；对于已发生失代偿期肝硬化患者，则需要采取相关措施防治门静脉高压和肝功能衰竭的并发症。酒精性脂肪肝在戒酒后肝功能能有一定程度的恢复，但是当出现酒精性肝炎、酒精性肝硬化时应积极治疗。

1.患者教育

（1）控制饮食、增加运动，是治疗与肥胖相关非酒精性脂肪性肝病的最佳措施。因体重下降过快，可能会加重肝损伤，所以减肥过程中应使体重平稳下降，注意监测体重及肝功能。

（2）戒酒是治疗酒精性肝病的关键。酒精性脂肪肝，戒酒4～6周后脂肪肝可停止进展，最终可恢复正常。

2.药物治疗

美他多辛有助于改善酒精中毒。对于脂肪性肝炎可选用多烯磷脂酰胆碱、维生素E、还原型谷胱甘肽等，以减轻脂质过氧化。胰岛素受体增敏剂，如二甲双胍、噻唑烷二酮类药物，可用于合并2型糖尿病、糖耐量异常或胰岛素抵抗的非酒精性脂肪性肝病患者。伴有高脂血症的非酒精性脂肪性肝病可在综合治疗的基础上应用降血脂药物，但需要检测。

第五章　血液系统疾病诊疗与中西药物应用

第一节　缺铁性贫血

缺铁性贫血（iron deficiency anemia，IDA）是由于人体内铁的缺乏导致的血红蛋白合成减少而形成的一种以小细胞低色素性贫血为典型表现的贫血性疾病。

本病在世界范围内属于最常见的贫血性疾病，各国报道的患病率不同，但均以儿童和女性人群尤其是妊娠妇女的发病率最高。在6个月至2岁婴幼儿、育龄妇女、妊娠3个月以上妇女及10～17岁青少年不同年龄段分别为33.8%～45.7%、11.39%、19.28%及9.84%。

一、临床表现

IDA的临床表现是由贫血、组织缺铁及发生缺铁的基础疾病表现组成的，严重持久贫血可导致贫血性心脏病，甚至心力衰竭。

（一）症状

常见症状有：皮肤黏膜苍白、乏力、心悸、头晕、耳鸣等非特异性症状，消化系统有食欲不振、便稀或便秘等。儿童、青少年发育迟缓、体力下降、智商较低，且容易兴奋、烦躁易怒或淡漠、注意力不集中，或可出现异食癖和吞咽困难。

（二）体征

久病者可有指甲皱缩、不光滑、反甲，皮肤干枯，毛发干燥脱落；可有舌炎、口角破裂。长期严重的贫血患者可发生心脏扩大，二尖瓣和肺动脉瓣区可闻及收缩期杂音。严重贫血可导致充血性心力衰竭，而出现下肢浮肿。

（三）常见并发症

IDA的常见并发症为严重持久贫血导致的贫血性心脏病，甚至心力衰竭。

二、辅助检查

（一）血常规

（1）血常规。呈典型小细胞低色素性贫血，血红蛋白（Hb）男性< 120g/L，女性< 110g/L，孕妇< 100g/L；红细胞平均体积（MCV）< 80fl，红细胞平均血红蛋白含量（MCH）< 27pg，红细胞平均血红蛋白浓度（MCHC）< 32%。

（2）血细胞形态。红细胞（RBC）大小不一，红细胞分布宽度（RDW）增加，其中淡染区扩大，甚至变成狭窄环状。

（3）网织红细胞。多数正常，急性失血时可暂时升高。

（4）白细胞计数（WBC）。一般正常或可轻度减少，钩虫病患者嗜酸性粒细胞增多。

（5）血小板。慢性失血时血小板增多。贫血较重的儿童可伴有血小板数减少。

（二）骨髓象

（1）骨髓涂片显示有核细胞增生活跃，主要以中晚幼红细胞增生为主，幼红细胞体积较小，胞核染色质颗粒致密，胞浆少；粒细胞及巨核细胞多无显著改变。

（2）骨髓铁染色可反映体内铁贮存情况，是诊断缺铁较为敏感和可靠的方法。骨髓铁染色显示骨髓小粒可染色铁消失，铁粒幼红细胞消失或减少（<15%）。

（三）铁代谢生化检查

血清铁（plasma iron）明显降低，常低于8.95μmol/L；血清总铁结合力增高，高于64.44μmol/L；转铁蛋白饱和度低于15%，血清铁蛋白（plasma ferritin，SF）低于14μg/L。

三、诊断

（1）小细胞低色素性贫血：Hb男性＜120g/L，女性＜110g/L，孕妇＜100g/L；MCV＜80fl，MCH＜27pg，MCHC＜32%。

（2）有明确的缺铁病因和临床表现。

（3）血清（血浆）铁＜8.95μmol/L，血清总铁结合力＞64.44μmol/L。

（4）转铁蛋白饱和度＜15%。

（5）骨髓铁染色显示骨髓小粒可染色铁消失，铁粒幼红细胞＜15%。

（6）血清铁蛋白＜14μg/L。

（7）铁剂治疗有效。

符合第（1）项和第（2）~（7）项中任何两项以上者，可诊断为缺铁性贫血。

铁缺乏的临床分期及实验室检查详述如下：

（1）缺铁期（ID）

①血清铁蛋白＜14μg/L。

②骨髓铁染色显示骨髓小粒可染色铁消失，铁粒幼红细胞＜15%。

③血红蛋白及血清铁等指标尚正常。

（2）缺铁性红细胞生成期（IDE）

①符合ID的①+②。

②转铁蛋白饱和度＜15%。

③红细胞内游离原卟啉（FEP）/Hb＞4.5μg/g。

④血红蛋白尚正常。

（3）缺铁性贫血期（IDA）

①符合IDE的①+②+③。

②小细胞低色素性贫血：Hb男性＜120g/L，女性＜110g/L，孕妇＜100g/L；MCV＜80fl，MCH＜27pg，MCHC＜32%。

四、鉴别诊断

（一）慢性病性贫血

有1/3～1/2患者表现为低色素或小细胞性贫血，常伴有肿瘤、炎症或感染等疾病。转铁蛋白饱和度正常或稍增加，血清铁及总铁结合力均降低，血清铁蛋白增加，骨髓中红细胞可有轻度的代偿性增生，铁粒幼红细胞减少而巨噬细胞内的贮存铁增多。

（二）铁粒幼细胞性贫血

由于血红蛋白在幼红细胞线粒体内的合成发生障碍，引起铁失利用性贫血。周围血片上可见双型性贫血表现（有的红细胞为正色素性，有的为低色素性），血清铁升高，总铁结合力下降，铁饱和度增高，骨髓内细胞外铁增加，铁粒幼细胞增高特别是出现环状铁粒幼细胞（＞15％）。

（三）地中海贫血

地中海贫血者有家族史，具有特殊面容，脾大，血片上见较多靶形红细胞，血清铁、转铁蛋白饱和度及骨髓铁染色不降低，血红蛋白电泳出现异常血红蛋白带，可见胎儿血红蛋白F（HbF）或血红蛋白A_2（HbA_2）增加。

五、药物治疗

（一）中医治疗

本病辨证施治关键在于辨别正虚类型，依临床实际，大致可分为脾胃虚弱、气血亏虚、脾肾阳虚、肝肾不足四个类型。脾虚是本病的关键，故而健脾益气生血是主要治法。"气为血帅，血为气母"，血虚均伴有不同程度的气虚，故而补血不宜单用补血药，而应当配伍补气药，以达到益气生血的目的。

1.脾胃虚弱

证候：面色萎黄或苍白，口唇色淡，爪甲无泽，四肢乏力，食欲不振，大便溏泄，恶心呕吐。舌质淡，苔白，脉细弱。

治法：健脾和胃，益气养血。

方药：香砂六君子汤加减（《古今名医方论》）。

如腹泻便溏者，加扁豆、淮山药健脾利湿；恶心欲吐者，加竹茹、生姜降逆和胃止呕；伴畏寒肢冷者，可加制附子（先煎）、炮姜以温阳祛寒；如伴消瘦、口干唇燥、手足心烦热者，属脾阴虚，用上方去陈皮、半夏加石斛、麦冬等健脾养阴；若伴长期低热不退者，用补中益气汤加减，以补益气血，甘温除热。

2.气血亏虚

证候：面色苍白，倦怠乏力，头晕目眩，少气懒言，心悸失眠，食欲缺乏，毛发干脱，爪甲裂脆。舌淡胖，苔薄，脉濡细。

治法：补益气血，健运脾胃。

方药：归脾汤加减（《济生方》《正体类要》）。

若伴便血、月经过多或崩漏不止者，可加阿胶（烊化）、艾叶炭等以补血止血；若以心悸失眠、健忘为主要表现者，可加夜交藤、合欢皮、生龙牡以安神镇静。

3.脾肾阳虚

证候：面色苍白，形寒肢冷，腰膝酸软，神倦耳鸣，唇甲淡白，或周身浮肿，甚则腹水，大便溏，小便清长，男子阳痿，女子经闭，舌质淡或有齿痕，脉沉细。

治法：温补脾肾。

方药：八珍汤加减（《瑞竹堂经验方》）。

脾虚气滞，腹胀明显者，加木香、枳实以行气除满；畏寒肢冷者，加附子、桂枝以温阳祛寒。

4.肝肾不足

证候：头晕耳鸣，两目干涩，面部烘热，胁肋灼痛，五心烦热，潮热盗汗，口干咽燥，腰膝酸软，或见手足蠕动。舌红少津，脉弦细数。

治法：滋补肝肾，兼以清热。

方药：知柏地黄丸（《医方考》）。

头痛、眩晕、耳鸣明显，或筋惕肉瞤者，加石决明、菊花、钩藤、刺蒺藜以平肝潜阳；目涩畏光或视物不明者，加决明子养肝明目；急躁易怒、尿赤便秘、舌红、脉数者，加龙胆草、黄芩、栀子以清肝泻火。

（二）西医治疗

西医治疗原则是：根除病因，补足贮铁。

1.病因治疗

尽可能去除引起缺铁的原因。例如：婴幼儿、青少年和妊娠妇女相对营养不足引起的IDA，应补充含铁丰富的饮食；月经过多引起的IDA应就诊妇科寻找原因并采取相应措施治疗；寄生虫感染者应驱虫治疗；关注大便检查，如潜血阳性，要详细检查消化道疾病的存在，如恶性肿瘤者应手术或放化疗；消化性溃疡引起者应抑酸等治疗。缺铁性贫血的病因治疗十分重要，甚至比纠正贫血本身来说更有意义。

2.铁剂治疗

（1）口服铁剂。铁剂的补充以口服制剂为首选，其经济、安全、不良反应小。

①硫酸亚铁。0.3g/次，每日3次。硫酸亚铁为二价铁，易于吸收。

②富马酸亚铁。0.2g/次，每日3次。富马酸亚铁含铁量较高。

③枸橼酸铁铵。常配成10%溶液内服，10mL/次，每日3次，便于小儿口服。因为是三价铁，不易吸收。

④多糖铁复合物（为铁配体复合物）。150mg/次，每日1～2次。

⑤速力菲（为琥珀酸亚铁）。0.1g/次，每日3次。加用维生素C，可使二价铁稳定，有利于上述药物铁的吸收，服铁剂期间忌饮茶。

⑥右旋糖酐铁。50mg/次，每日2～3次。

（2）注射用铁剂。注射用铁剂适用于不能耐受口服铁剂，或有胃肠道疾病致铁吸收障碍的患者。

蔗糖铁注射液（规格：5mL含100mg铁）：在新患者第一次治疗前，应按照推荐的方法先给予一个小剂量进行测试，成人用1～2.5mL（20～50mg）铁，体重大于14kg的儿童用1mL（20mg铁），体重低于14kg的儿童用日剂量的一半（1.5mg/kg）。应备有心肺复苏设备。如果在给药15min后未出现不良反应，继续给予余下的药液。

1mL本品最多只能稀释到20mL 0.9%生理盐水中，稀释液配好后应立即使用，滴注速度应为：100mg铁至少滴注15min，200mg至少滴注1.5h，400mg至少

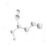

滴注2.5h，500mg至少滴注3.5h。

总缺铁量[mg]＝体重[kg]×（Hb目标值−Hb实际值）[g/L]×0.24*＋贮存铁量[mg]

式中，体重≤35kg：Hb目标值＝130g/L，贮存铁量＝15mg/kg体重；体重＞35kg：Hb目标值＝150g/L，贮存铁量＝500mg；*因子0.24＝0.0034×0.07×1000（血红蛋白含量大约是0.34%，血容量约占体重的7%，因子1000是指从g转化到mg）。

本品总给药量（mL）＝总缺铁量[mg]/20mg/mL。

（3）口服铁剂。口服铁剂有效的表现先是外周血网织红细胞增多，高峰在开始服药后5～10天，2周后血红蛋白浓度上升，一般2个月左右恢复正常。IDA患者补铁的目标最终是补足贮存铁，而不仅仅是血红蛋白的正常。血常规恢复正常后铁剂必须继续服用3个月，以补足贮存铁。待铁蛋白正常后停药，避免复发。

第二节　再生障碍性贫血

再生障碍性贫血（aplastic anemia，AA）简称再障，是由于各种因素导致的骨髓造血功能减低甚至衰竭而引起的全血细胞减少，临床常表现为贫血、出血、感染等症状的一组综合征，属于获得性骨髓衰竭性疾病。再障有重型再障（SAA）Ⅰ型（又称为急性再障）、非重型再障（又称为慢性再障）之分。重型再障，贫血进行性加重，常伴严重感染、内脏出血；而非重型再障，贫血、感染、出血等症状相对较轻，但少数患者可转变为重型再障，即为重型再障Ⅱ型。

在我国，再障发病率是$7.44/10^6$，急性再障为$1.4/10^6$，慢性再障为$6.0/10^6$，一般认为再障发病率在亚洲是欧洲和美洲国家的2～3倍。再障可发生于各个年龄段，男女发病率无明显差别。国内发病以青年人和老年人居多。

一、临床表现

（一）症状

1.重型再障

重型再障患者起病急，进展迅速，常以出血、感染、发热为首发及主要表现，伴随不同程度贫血症状；出血不仅表现在皮肤黏膜，还常有内脏，如消化道出血、尿血、颅内出血等；感染常见口腔、肛周、肺部等，容易导致败血症而危及生命。感染和出血互为因果，病情易于恶化。

2.非重型再障

非重型再障患者起病缓慢，以贫血为首发和主要表现，出血程度较轻，常见的出血部位有皮下、鼻黏膜及齿龈；女性可有月经过多，很少有内脏出血，感染少见且较轻。

（二）体征

1.贫血貌

睑结膜及甲床苍白。贫血严重者心率增快，心尖区常有收缩期吹风样杂音。

2.皮肤

皮肤可见出血点及紫癜。

3.腹部

一般无肝脾肿大。

（三）常见并发症

长期中、重度贫血会引发贫血性心脏病，甚至心力衰竭；反复输血容易出现铁过载，甚至诱发血友病；各种严重感染、颅内出血是危及患者生命的最主要并发症。

二、辅助检查

（一）血常规

可见全血细胞减少，重型再障较非重型为重。贫血呈正细胞正色素性，白细胞与中性粒细胞均减少,淋巴细胞比例相对增高,中性粒细胞碱性磷酸酶活性增高,血小板显著减少,中性粒细胞数$<0.5\times10^9$/L,网织红细胞$<15\times10^9$/L,血小板$<20\times10^9$/L。

(二)骨髓穿刺

多部位(不同平面)骨髓增生减低或重度减低,小粒空虚,非造血细胞(淋巴细胞、网状细胞、浆细胞、肥大细胞等)比例增高;巨核细胞明显减少或缺如;红系、粒系细胞均减少。

(三)骨髓活检

全切片增生减低,造血组织减少,脂肪组织和(或)非造血细胞增多,网硬状蛋白不增加,无其他异常细胞。

(四)免疫分型、染色体核型

无异常,有助于与低增生性白血病、骨髓增生异常综合征、Fanconi贫血等鉴别。

(五)CD$_{55}$、CD$_{59}$及溶血相关检查

无缺陷,与阵发性睡眠性血红蛋白尿症鉴别。

(六)T淋巴细胞亚群检测

CD$_4^+$细胞/CD$_8^+$细胞减低,Th1/Th2细胞增高。

三、诊断

(一)诊断依据

有临床贫血、出血、感染症状,一般无脾肿大体征,血常规呈现全血细胞减少,骨髓多部位增生不良。排除其他骨髓衰竭性疾病,有助于确诊。

（二）具体分型诊断

1.重型AA诊断标准

（1）骨髓增生程度小于正常的25%；如大于等于正常的25%但小于50%，则残存的造血细胞应小于30%。

（2）血常规。需具备以下三项中的两项：$ANC<0.5\times10^9/L$，校正的网织红细胞$<1\%$或绝对值$<20\times10^9/L$，$BPC<20\times10^9/L$。

（3）若$ANC<0.2\times10^9/L$为极重型AA。

2.非重型AA诊断标准

非重型AA诊断的标准是未达到重型标准的再障贫血。

四、鉴别诊断

（一）阵发性睡眠性血红蛋白尿（PNH）

AA与PNH不发作型鉴别较困难，该病出血和感染均较少且较轻，网织红细胞绝对值大于正常，骨髓多增生活跃，幼红细胞增生较明显，特异性溶血指标阳性；含铁血黄素尿试验、酸化溶血试验和蛇毒试验多阳性，CD_{55}、CD_{59}缺陷，N-SLP减少等以资鉴别。

（二）骨髓增生异常综合征（MDS）

骨髓增生异常综合征是以病态造血为特征的骨髓造血系统克隆性疾病，骨髓涂片至少一系有10%发育异常，伴原始细胞增多（5%～19%）和（或）环状铁粒幼细胞增多，染色体异常等以资鉴别。

（三）急性造血功能停滞

急性造血功能停滞常由感染和药物引起，起病多伴高热、贫血，进展快。该病常有以下特点：贫血重，网织红细胞计数可为0，伴粒细胞减少，但血小板减少多不明显，出血较轻；骨髓增生活跃，2系或3系减少，但以红系减少为主，可见巨大原始红细胞；病情常有自限性。

（四）其他

某些类型急性白血病、骨髓纤维化、恶性组织细胞病、结核病、骨髓转移癌、脾功能亢进、自身抗体介导的全血细胞减少等需要鉴别。

五、药物治疗

（一）中医治疗

1.辨证方药

中医对慢性再障以补肾法为治疗的基本方法，常常联合健脾益气、和血养肝、化瘀解毒等疗法综合施治；而重型再障多以凉血解毒、滋阴补肾法，遵循"先稳症，后生血"原则施治。

（1）（肝）肾阴虚

证候：面色苍白，心悸气短，头晕乏力。手足心热，潮热盗汗，口渴思饮，尿黄，舌边尖红，少苔或苔薄少津，脉细数。

治法：滋阴补肾，填精益髓。

方药：左归丸（《景岳全书》）。

气虚者，加太子参、黄芪以补气；出血者，加仙鹤草以凉血止血，加淫羊藿、补骨脂以求阳生阴长；阴虚内热出血明显者，加女贞子、生地、玄参、紫草、旱莲草以滋补肝肾，凉血止血。

（2）（脾）肾阳虚

证候：面色㿠白，心悸气短，头晕乏力。形寒肢冷，气短懒言，腰膝酸软，食少便溏。舌质淡而胖，苔白滑，脉沉弱。

治法：温肾助阳，填精益髓。

方药：右归丸（《景岳全书》）。

气虚明显者，加人参（红参尤佳）、黄芪以补益元气；脾虚甚者，加白术、茯苓、砂仁以健脾和胃；衄血者，加仙鹤草、三七以凉血活血止血；虚胖浮肿者，加茯苓、泽泻、桂枝以温阳利水；阳虚明显者，加补骨脂、淫羊藿以温肾助阳。

（3）肾阴阳俱虚

证候：面色苍白，心悸气短，头晕乏力。兼有肾阴虚、肾阳虚两型特点。

治法：滋阴济阳，填精益髓。

方药：左归丸合右归丸（《景岳全书》）。

阴虚内热明显者，加女贞子、旱莲草、知母以滋阴清热；阳虚明显者，加补骨脂、巴戟天以温肾助阳；气虚者，加党参、黄芪以补气生血；衄血者，加仙鹤草、茜草以凉血收敛止血；瘀血者，加桃仁、丹参以活血化瘀；等等。

（4）急劳温热

证候：起病急骤，进展迅速，头晕倦怠，心悸气短，易外感，甚或高热不退，神昏谵语，全身泛发紫癜，齿鼻衄血或尿血、便血或经血不断，甚或颅内出血。舌质红绛，苔黄，脉洪大数疾或虚大无力。

治法：凉血解毒，滋阴补肾。

方药：犀角地黄汤（《温病条辨》）合清瘟败毒饮（《疫疹一得》）。

若血热迫血妄行者，加茜草、仙鹤草、旱莲草等以凉血收敛止血；热盛者，加石膏、栀子以清热泻火；神昏谵语者，加用安宫牛黄丸以清热开窍，豁痰解毒。

2.非药疗法

临床有尝试无创或微创的毫针、药灸、砭石、敷贴疗法辅助治疗本病或其并发症，有一定疗效。

（二）西医治疗

1.支持治疗

（1）成分输血原则。贫血明显者，血红蛋白不足60g/L，输注红细胞改善贫血，而老年患者与需氧量增加者适当放宽；血小板明显减低，不足（10～20）×10^9/L，和（或）伴有出血者，预防性或治疗性输注血小板防治，严重出血不受限制；特殊情况，过滤白细胞成分血输注。

（2）感染出血防护。防范外伤及剧烈活动；加强饮食、环境及个人卫生清洁措施；粒细胞缺乏者感染高危时期采取保护性隔离，必要时入住层流病房；一旦出现发热，遵循中性粒细胞减少伴发热的原则积极抗感染处理。

（3）去铁治疗。患者长期输血导致铁过载时，予以去铁治疗。

2.本病治疗

（1）免疫抑制剂（IST）治疗。对不适用异基因造血干细胞移植重型再障患者可采用免疫抑制治疗。常用免疫抑制剂有抗胸腺球蛋白（ATG）、抗淋巴细胞球蛋白（ALG）、环孢素（CSA）等。ATG 或 ALG 的剂量依不同制剂而异，静脉滴注，连用 5 天为 1 个疗程，不良反应有过敏反应等。环孢素：每日口服 3 ~ 5mg/（kg·d），需坚持服用 1 年以上，达到最大疗效后逐渐减量至停药，不良反应为肝肾损害。其他免疫抑制剂有大剂量环磷酰胺、酶酚酸脂（MMF），或普乐可复等。

（2）促造血治疗。雄激素可以提高机体内红细胞生成素水平和直接促进红系造血，常用司坦唑醇、十一酸睾酮或达那唑等，一般需6个月判断疗效，总有效率为50% ~ 60%，主要不良反应是雄性化和肝功能损害。

（3）骨髓移植。年龄小于40岁、有HLA相合同胞供者的重型或极重型AA患者可选择异基因造血干细胞移植（allo-HSCT）作为一线治疗。接受IST治疗失败的重型再障患者，可考虑allo-HSCT进行挽救治疗，供体除亲缘全相合供者外，可考虑亲缘单倍体、无关相合供体和脐带血造血干细胞移植。

第三节　慢性白血病

慢性白血病是细胞分化停滞在较晚阶段，多为较成熟幼稚细胞和成熟细胞。常见慢性粒细胞白血病（chronic myelocytic leukemia，CML），简称慢粒，特征是外周血白细胞持续增高，以中、晚幼粒细胞为主，嗜酸性、嗜碱性粒细胞增多，脾肿大，Ph染色体（＋）。全球的年发病率为（1.6 ~ 2.0）/10万人。慢性淋巴细胞白血病（chronic lymphocytic leukemia，CLL），简称慢淋，由于单克隆性小淋巴细胞扩增、蓄积，浸润骨髓、血液、淋巴结和其他器官所致；西方国家多见，而我国、日本及东南亚国家少见。

一、临床表现

（一）慢性粒细胞白血病

本病起病缓慢，早期常无症状，常因体检或诊治其他疾病发现血常规异常或脾大而就诊。CML的整个病程可分为慢性期、加速期和急变期。

1.慢性期

有乏力、低热、多汗或盗汗、体重减轻等代谢亢进症状，常以脾大为主要体征，发生脾梗死则脾区压痛明显，部分患者有胸骨中下段压痛。慢性期一般持续1～4年。

2.加速期

常有发热、虚弱、进行性体重下降、骨骼疼痛，逐渐出现贫血及出血，脾进行性增大，对原来治疗有效的药物无效。加速期可维持数月至数年。

3.急变期

为慢性粒细胞白血病的终末期，临床表现与急性白血病相似。本病多为急粒变，少数为急淋变和急单变，预后极差，往往数月内死亡。

（二）慢性淋巴细胞白血病

本病多见于老年人，起病缓慢，往往无自觉症状，常因体检或其他疾病就诊时发现。早期症状有乏力、疲倦，后期出现食欲减退、消瘦、低热、盗汗及贫血等症状。

（三）体征

慢粒白血病常见体征为淋巴结肿大、肝脾肿大，一般病例在初诊时以脾大为主要体征，严重者脾大可超过脐部入盆腔。淋巴结肿大在晚期可见。临床上大约75%的患者有胸骨压痛。

慢淋白血病多无自觉症状，约80%的患者有全身淋巴结肿大，以颈部常见，其次为腋下、腹股沟淋巴结肿大。72%的患者有脾大，可有轻度肝大。10%的患者在病程中可出现不同类型的皮损，包括瘙痒、红疹、皮炎及疱疹。

二、实验室和其他检查

（一）慢性粒细胞白血病

1.慢性期

血常规多提示白细胞数明显升高，常超过20×10^9/L，可见各阶段细胞，以中性中幼、晚幼和杆状核粒细胞居多，原始细胞＜10%，嗜酸性粒细胞、嗜碱性粒细胞增多。中性粒细胞碱性磷酸酶（NAP）活性减低或呈阴性反应。骨髓增生明显至极度活跃，以粒系为主，红系增生受抑，粒系分类与外周血中相似，原始细胞＜10%，嗜酸性及嗜碱性粒细胞增多，巨核细胞数量正常或增加，半数患者骨髓内Ⅲ型胶原增生。90%以上的CML细胞中出现Ph染色体，显带分析为 t（9；22）（q34；q11），9号染色体长臂上的C-ABL原癌基因易位至22号染色体长臂的断裂点簇集区（BCR），形成BCR-ABL融合基因，其编码的蛋白主要为p210。CFU-GM培养集落或集簇较正常明显增加。

2.加速期

具有下列之一者：

（1）外周血或骨髓原始细胞占0.1～0.19。

（2）外周血嗜碱性粒细胞＞20%。

（3）与治疗不相关的血小板进行性降低（＜100×10^9/L）或增高（＞1000×10^9/L）。

（4）治疗过程中出现Ph染色体以外的其他克隆性染色体异常。

（5）进行性脾脏增大或白细胞增多。

3.急变期

具有下列之一者可诊断：

（1）外周血或骨髓中原始细胞≥20%。

（2）骨髓活检原始细胞集聚。

（3）有髓外原始细胞浸润。

（二）慢性淋巴细胞白血病

血常规显示持续淋巴细胞增多，白细胞＞10×10^9/L，淋巴细胞比例≥50%，绝对值≥5×10^9/L（持续4周以上），以成熟淋巴细胞增多为主，偶见少数幼稚淋巴细胞或不典型细胞。随病情发展，血小板减少，贫血逐渐加重，部分患者可伴有自身免疫性溶血性贫血或免疫性血小板减少性紫癜。骨髓增生明显活跃，淋巴细胞占40%以上，以成熟淋巴细胞为主，红、粒及巨核细胞系生成受抑。免疫学检查提示淋巴细胞具有单克隆性，源于B细胞者，HLA-DR、CD_5、CD_{19}、CD_{20}、CD_{21}阳性，CD_{10}、CD_{22}阴性。2%～4%源于T细胞，免疫表型CD_2、

CD_3、CD_8（或CD_4）阳性。50%～80%患者合并染色体异常，预后较好的染色体核型为$13q^-$和正常核型，预后较差的染色体核型为12号染色体三体、$11q^-$和$17p^-$。50%CLL病例中可检测出免疫球蛋白可变区（IgV）基因突变，无IgV基因突变者预后差。

三、诊断

（一）慢性粒细胞白血病

凡有不明原因的持续性白细胞增高，根据典型的血常规和骨髓象改变、脾大、Ph染色体阳性和（或）BCR-ABL阳性可作出诊断。需要鉴别的疾病如下：

（1）其他原因引起的脾大。如肝硬化、脾功能亢进等。但各病均有原发病的临床特点，血常规及骨髓象无CML的改变，Ph染色体阴性。

（2）类白血病反应。多并发于严重感染、恶性肿瘤等基础疾病，粒细胞细胞质中常有中毒颗粒和空泡，嗜酸性粒细胞和嗜碱性粒细胞不增多，NAP反应强阳性，Ph染色体阴性，原发病控制后类白血病反应消失。

（3）骨髓纤维化。脾大显著，血常规中白细胞增多并出现幼稚细胞，但外周血白细胞多不超过30×10^9/L，NAP阳性，幼红细胞持续出现于外周血中，特别是泪滴状红细胞易见，Ph染色体阴性。多次多部位骨髓穿刺干抽，骨髓活检网状纤维染色阳性。

（二）慢性淋巴细胞白血病

结合临床表现，外周血中持续性单克隆淋巴细胞$>5 \times 10^9$/L，骨髓淋巴细胞$>40\%$，以及免疫学表面标志，可作出诊断和分类。

慢性淋巴细胞白血病的Binet分期及预后见表5-1。

表5-1　慢性淋巴细胞白血病的分期

分期	标准	中位存活期（年）
A	血和骨髓中淋巴细胞增多，<3个区域的淋巴组织增大	>10
B	血和骨髓中淋巴细胞增多，≥3个区域的淋巴组织增大	7
C	除与B期相同外，合并贫血或血小板减少	2

注：全身共分成5个区域，头颈部、腋下、腹股沟、肝、脾各为一个区域

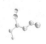

四、鉴别诊断

慢性淋巴细胞白血病需要与慢性淋巴细胞增多的感染性疾病（如传染性单核细胞增多症、淋巴结核）、某些病毒感染（如百日咳、巨细胞和EB病毒等感染）引起淋巴细胞增多鉴别；同时需要与淋巴瘤、淋巴细胞增生性疾病（如幼淋巴细胞白血病、毛细胞白血病、巨球蛋白血症等）鉴别。

五、药物治疗

（一）中医治疗

1.辨证方药

本病属本虚标实之证，依据初、中、末期的邪气盛衰与正气亏虚，采取相应的标本兼顾方法施治；病情发展常可并发各种急症、重症，呈现出标病甚急，标病上升为主要矛盾的病理变化，此时宜"急则治标"，祛邪为主，或标本兼顾而扶正祛邪兼施治疗。日久毒蕴化热，热毒炽盛，损伤骨髓，发生变证，转化为急性病变者，参照急性白血病辨证施治。

（1）气滞血瘀

证候：脘腹胀满，胁下痞块，软而不坚，推之不移。舌暗淡或有瘀斑、苔薄白，脉弦细或沉细。

治法：行气逐瘀。

方药：膈下逐瘀汤加减。

五灵脂、当归、川芎、桃仁、丹皮、赤芍、乌药、延胡索、甘草、香附、红花、枳壳。

（2）痰气郁结

证候：痰核瘰疬，皮色不变，按之结实。舌质淡红，苔白腻，脉细或弦滑。

治法：疏肝解郁，通络化痰。

方药：柴胡疏肝散加减。

陈皮、柴胡、川芎、香附、枳壳、芍药、甘草。

（3）气血两虚、痰瘀内阻

证候：面色苍白，神疲乏力，心悸气短，头晕耳鸣，纳呆腹胀，或自汗盗汗，腹内痞块，或颈项腋下瘰疬痰核。舌淡晦暗，苔薄白或薄黄，脉细。

治法：益气养血，化瘀散结。

方药：八珍汤合膈下逐瘀汤加减。

人参、白术、白茯苓、当归、白芍药、熟地黄、甘草、五灵脂、川芎、桃仁、丹皮、乌药、延胡索、香附、红花、枳壳。

（4）肝肾阴虚，瘀毒内蕴

证候：头晕耳鸣，口干舌燥，五心烦热，心悸失眠，腰膝酸软，倦怠乏力，遗精盗汗，或月经量少，腹胀食欲缺乏，胁下痞块，重者推之不移。舌红少苔，脉弦细数。

治法：滋补肝肾，祛瘀解毒。

方药：知柏地黄丸合膈下逐瘀汤加减。

黄柏、知母、熟地黄、山萸肉、干山药、泽泻、牡丹皮、茯苓、五灵脂、川芎、桃仁、丹皮、乌药、延胡索、香附、红花、枳壳。

2.中成药治疗

在中医辨证基础上，当归芦荟丸、六神丸、梅花点舌丹、牛黄解毒片、西黄丸、小金丹等可以选用。

（二）西医治疗

1.一般治疗

慢性粒细胞白血病注意保护肿大的脾脏，避免挤压碰撞，以免脾脏破裂。慢性淋巴细胞白血病病程长，须预防感冒，避免体力透支。

2.对症治疗

（1）慢性粒细胞白血病。长期以来羟基脲作为细胞周期特异性抑制DNA合成药，用于慢粒白血病的治疗。目前酪氨酸激酶抑制剂（TKI）靶向治疗，推荐伊马替尼400mg，每日1次，或尼洛替尼300mg，每日2次，结合治疗反应及耐受性调整治疗方案。二代TKI治疗失败的患者建议行异基因造血干细胞移植治疗，不适合移植的患者可选用干扰素为基础的方案治疗。加速期的治疗参照患者既往的治疗史、基础疾病及BCR-ABL激酶区突变情况选择适合的TKI，使病情再次恢复至慢性期；有合适的供者来源，可行异基因造血干细胞移植。急变期可采用TKI联合化疗诱导，缓解后尽快行异基因造血干细胞移植。

（2）慢性淋巴细胞白血病。CLL的治疗指征为：

①进行性骨髓衰竭的证据：血红蛋白和（或）血小板进行性减少。

②巨脾、进行性或有症状的脾肿大。

③巨块型淋巴结肿大、进行性或有症状的淋巴结肿大。

④进行性淋巴细胞增多，如2个月内淋巴细胞增多大于50%或淋巴细胞倍增时间小于6个月。

⑤淋巴细胞计数大于200×10^9/L或存在白细胞瘀滞症状。

⑥自身免疫性贫血或免疫性血小板减少症对皮质类固醇或其他标准治疗反应不佳者。

⑦存在下列症状之一者：6个月内无明显原因的体重下降≥10%，严重疲乏，无感染证据连续2周体温大于38℃，无感染证据夜间盗汗大于1个月。

有治疗指征的患者根据染色体、年龄及一般状况进行分层治疗，多采用苯丁酸氮芥、氟达拉滨及苯达莫司汀为主的方案化疗，可联合利妥昔单抗免疫治疗，对氟达拉滨耐药、p53基因异常、伴del（11q）治疗后不能完全缓解的患者、Richter转化的患者可考虑行异基因造血干细胞移植治疗。严重感染常为CLL的致死原因，因此对合并感染的患者应积极抗感染治疗，反复感染的患者可滴注丙种球蛋白。合并自身免疫性溶血性贫血的患者可使用糖皮质激素。

第六章　风湿性疾病诊疗与中西药物应用

第一节　类风湿性关节炎

类风湿关节炎（rheumatoid arthritis，RA）是一种以侵蚀性关节炎为主要表现的全身性自身免疫病。本病以女性多发。男女患病比例约为1：3。RA可发生于任何年龄，以30～50岁为发病的高峰。我国大陆地区的RA患病率为0.2%～0.4%。

本病表现为以双手和腕关节等小关节受累为主的对称性、持续性多关节炎，病理表现为关节滑膜的慢性炎症、血管翳形成，并出现关节的软骨和骨破坏，最终可导致关节畸形和功能丧失。此外，患者尚可有发热及疲乏等全身表现。血清中可出现类风湿因子（RF）及抗环瓜氨酸多肽（CCP）抗体等多种自身抗体。

一、临床表现

（一）关节表现

1.晨僵

轻者起床活动或温暖后即可缓解或消失，重者起床后活动数小时仍难以完全缓解，甚至终日僵硬。可见于95%以上的患者。晨僵持续时间和关节炎症的程度成正比。

2.痛与压痛

痛与压痛最常出现的部位为腕、掌指关节、近端指间关节，其次是趾、膝、踝、肘、肩等关节。疼痛多呈对称性、持续性。同时颈椎、颞颌关节、胸锁和肩锁关节也可受累。疼痛关节往往伴有压痛。

3.关节肿

关节肿多因关节腔内积液或关节周围软组织炎症引起。病程较长者可因滑膜慢性炎症后的肥厚而引起肿胀。凡受累的关节均可肿胀，常见的部位为腕、掌指关节、近端指间关节、膝关节等，亦多呈对称性。

4.关节畸形

关节畸形多见于较晚期患者。受累关节可见半脱位、强直畸形，双手关节可见尺侧偏斜、天鹅颈、纽扣花等畸形。

5.关节功能障碍

美国风湿病学会（ACR）将其分为四级。

Ⅰ级：能照常进行日常生活和各项工作。

Ⅱ级：可进行一般的日常生活和某种职业工作，但对参与其他项目活动受限。

Ⅲ级：可进行一般的日常生活，但参与某种职业工作或其他项目活动受限。

Ⅳ级：日常生活的自理和参与工作的能力均受限。

（二）特殊关节受累的表现

1.颈椎受累

早期约25%的患者有颈椎受累。随着病情的发展，最终有60%～70%的患者出现颈椎受累的表现。主要表现为颈部强直感、疼痛或放射痛、肌肉痉挛和旋转运动受限。部分患者寰枢关节半脱位、颈椎扭曲，出现脊髓受压或椎基底动脉供血不足的表现。

2.肩及髋关节受累

肩及髋关节受累表现为患肩疼痛和压痛，穿衣、吃饭和梳头均感困难。腹股沟区疼痛是髋关节受累的最常见症状，并常伴有行走和起立困难，查体可见髋关节内旋和外旋受限。

3.颌关节受累

颌关节受累可见于1/4患者。早期表现为讲话或咀嚼时疼痛加重，严重者有张口受限。

（三）关节外表现

1.类风湿结节

类风湿结节是本病较特异的皮肤表现，出现在20%～30%的患者身上，多位于关节隆突部及受压部位的皮下，如前臂伸面、肘鹰嘴突附近、枕、跟腱等处。其大小不一，常为圆形或椭圆形，结节直径由数毫米至数厘米，质硬，无压痛，对称性分布，它多于RA活动期出现。

2.风湿血管炎

风湿血管炎可出现在全身任何系统，并出现相应的临床表现，包括皮损、紫癜、甲床瘀点或瘀斑、皮肤溃疡、局灶性肌炎、虹膜睫状体炎和视网膜炎、指趾坏疽、动脉炎及内脏血管炎、肠穿孔，以及对称性多发性神经炎等。其发病机制可能与循环免疫复合物和补体在血管壁的沉积有关。

3.胸膜和肺

10%～30%的患者可出现这些损害，其中肺间质纤维化及胸膜炎最为常见。常见的胸膜和肺损害包括胸膜炎、肺间质纤维化、肺类风湿结节、肺血管炎及肺动脉高压症。

4.心包炎

心包炎为最常见的心脏受累表现。超声心动图检查约30%的患者出现小量心包积液，多不引起临床症状。类风湿心包炎最严重的并发症为心包压塞和心包缩窄，但均少见。

5.胃肠道表现

该病患者常有慢性胃炎和消化性溃疡的表现。患者可有上腹不适、胃痛、恶心、食欲缺乏，甚至黑便。多与长期服用抗风湿药物，尤其是非甾体抗感染药物有关，很少由RA本身引起。

6.肾表现

本病的血管炎很少累及肾脏，若出现尿的异常则应考虑因抗风湿药物引起的肾损害，也可因长期的RA而并发淀粉样变。

7.神经系统表现

本病神经系统表现可涉及中枢神经、周围神经和肌肉等不同组织结构，其中以周围神经病变和颈椎半脱位引起的压迫性脊髓病为多见。

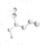

8.血液系统表现

本病血液系统表现多属慢性疾病性贫血，RA患者贫血的发病率为16%～65%。贫血因病变本身所致或因服用非甾体抗感染药而造成胃肠道长期少量出血所致。Felty综合征是指RA伴有脾大、中性粒细胞减少，有的甚至有贫血和血小板减少。

二、辅助检查

（一）血常规

可见轻至中度贫血。活动期患者血小板增高。白细胞及分类多正常。

（二）C反应蛋白（CRP）及血沉（ESR）

CRP是炎症过程中出现的急性期蛋白之一，两者增高说明本病活动。

（三）类风湿因子（RF）

RF对RA的诊断不具特异性；阳性结果还可见于约5%的正常人，以及多种自身免疫性疾病，如系统性红斑狼疮、干燥综合征、自免性肝炎等。高滴度RF提示关节破坏进展快，预后不良。

（四）免疫复合物和补体

70%的患者血清中出现各种类型的免疫复合物，尤其是活动期和RF（＋）患者。在急性期和活动期血清补体均有升高，只有少数有血管炎者出现低补体血症。

（五）关节滑液检查

正常人的关节腔内的滑液不超过3～5mL。RA患者可见关节滑液增多，滑液中的白细胞明显增多，可达（2～75）×10^9/L，且中性粒细胞占优势。其黏度差，含糖量低于血糖。

（六）抗环瓜氨酸抗体（抗CCP）

对RA诊断特异性、敏感性均较高。

（七）抗RA33抗体

抗RA33抗体在早期RA中可以出现，有利于RA的早期诊断。

（八）X线检查

本项检查对本病的诊断、关节病变的分期、监测病变的演变均很重要，其中以手指及腕关节的X线片最有价值。根据美国风湿病学会的分期标准分为四期：

Ⅰ期：即早期（骨质疏松期），X线片中可以见到关节周围软组织的肿胀阴影、关节端的骨质疏松。

Ⅱ期：即中期（破坏期），关节间隙因软骨的破坏而变得狭窄。

Ⅲ期：即晚期（严重破坏期），关节面出现虫凿样破坏性改变。

Ⅳ期：即末期（强直期），出现关节半脱位和关节破坏后的纤维性和骨性强直。

（九）磁共振成像（MRI）

磁共振成像在显示关节病变方面优于X线，近年已越来越多地应用到RA的诊断中。MRI可以显示关节炎性反应初期出现的滑膜增厚、骨髓水肿和轻度关节面侵蚀，有益于RA的早期诊断。

（十）超声

高频超声能清晰显示关节腔、关节滑膜、滑囊、关节腔积液、关节软骨厚度及形态等；彩色多普勒血流显像（CDFI）和彩色多普勒能量图（CDE）能直观地检测关节组织内血流的分布，反映滑膜增生的情况，并具有很高的敏感性。超声检查还可以动态判断关节积液量的多少和距体表的距离，用以指导关节穿刺及治疗。

三、诊断

诊断目前多采用以下两种诊断标准：

（1）美国风湿病协会（ARA）1987年修订的RA诊断标准，具备下述7项中的4项或4项以上者，可诊断为RA：

①晨僵持续至少1h（每天），病程至少6周。

②不少于3个以上关节区的关节炎。医生观察到14个关节区（双侧近端指间、掌指、腕、肘、膝、踝、跖趾关节）中至少3个有软组织肿胀或积液（不是单纯骨隆起）。

③手关节炎。腕、掌指或近端指间关节区中，至少有一个关节区肿胀。

④对称性关节炎。

⑤类风湿结节。医生观察到在骨突部位、伸肌表面或关节周围有皮下结节。

⑥RF阳性。任何检测方法证明血清中RF含量增高（该方法在健康人群中阳性率<5%）。

⑦影像学改变。在手和腕的后前位相上有典型的RA影像学改变，必须包括骨质侵蚀或受累关节及其邻近部位有明确的骨质脱钙。

（2）2009年ACR和欧洲抗风湿病联盟（EULAR）新的RA分类标准和评分系统（表6-1）：即至少1个关节肿痛，并有滑膜炎的证据（临床或超声或MRI）；同时排除了其他疾病引起的关节炎，并有典型的常规放射学RA骨破坏的改变，可诊断为RA。

另外，该标准对关节受累情况、血清学指标、滑膜炎持续时间和急性时相反应物4个部分进行评分，总得分6分以上也可诊断RA。

表6-1　RA诊断标准

受累关节		得分（0~5）
受累关节数	受累关节情况	
1	中大关节	0
2~10	中大关节	1
1~3	小关节	2
4~10	小关节	3
>10	至少一个为小关节	5

续表

血清学	得分（0~3）
RF或抗CCP均阴性	0
RF或抗CCP至少一项低滴度阳性	2
RF或抗CCP至少一项高滴度阳性	3
滑膜炎持续时间	得分（0~1分）
<6周	0
>6周	1
急性期反应物	得分（0~1分）
CRP或ESR均正常	0
CRP或ESR增高	1

四、鉴别诊断

在RA的诊断中应注意与骨关节炎、痛风性关节炎、血清阴性脊柱关节病、系统性红斑狼疮等其他结缔组织病所致的关节炎鉴别。

（一）骨关节炎

非炎性、退行性关节病，中老年人多发，多累及膝、髋等负重关节。部分患者的远端指间关节出现特征性赫伯登结节，而在近端指关节可出现布夏尔结节。晨僵时间少于30min，ESR多为轻度增快，而RF阴性。X线显示关节边缘增生或骨赘形成，晚期可由于软骨破坏出现关节间隙狭窄。

（二）痛风性关节炎

该病多见于中年男性，典型表现为突发关节红肿热痛，服用秋水仙碱疗效明显。病理为尿酸盐沉积，好发部位为第一跖趾关节或跗关节，实验室检查可见尿酸升高，慢性重症者可在关节周围和耳郭等部位出现痛风石。

（三）银屑病关节炎

该病以手指或足趾远端关节受累更为常见，发病前或病程中出现银屑病的皮肤或指甲病变，可有关节畸形，但对称性指间关节炎较少，RF阴性。

（四）血清阴性脊柱关节病

该病包括强直脊柱炎、反应性关节炎，以青年男性多发，为四肢关节不对称性关节炎及炎性腰背痛，骶髂关节炎常见。常有家族史，HLA-B27阳性而RF阴性。

（五）系统性红斑狼疮

该病关节炎多为非侵蚀性关节炎，并有补体下降，ANA、抗ds-DNA等自身抗体阳性，并伴有肾、肺等其他脏器损害。

（六）反应性关节炎

该病多见于青年男性，发生于呼吸道、肠道等感染后的关节炎症，RF多为阴性。

五、药物治疗

（一）中医治疗

1.辨证方药

类风湿关节炎的辨证治疗要点在于掌握体虚与邪实的孰轻孰重，按活动期及缓解期，随证施以扶正祛邪之法。

（1）活动期

①湿热痹阻

证候：发热，关节活动热痛，以下肢为重，得热加剧，得凉稍解，口苦，饮食无味，纳呆，或有恶心呕吐，舌苔黄腻，脉滑数。

治法：清热利湿，祛风通络。

方药：四妙丸、当归拈痛汤、宣痹汤合三妙散等药方加减。

热邪不重，头痛胸闷，舌苔腻，脉滑数者，加藿香、佩兰芳香化湿；热毒盛者，加蒲公英、忍冬花清热解毒；热盛者，加石膏、寒水石清热泻火；湿浊甚者，加土茯苓清热化湿；热灼伤阴者，加玄参、生地以清热养阴。

②阴虚内热

证候：关节肿胀疼痛，午后或夜间发热，盗汗或自汗，口干咽燥，手足心热，舌红少苔，脉细数。

治法：养阴清热，祛风通络。

方药：丁氏清络饮加减。

若兼湿热者，可合三妙散清热化湿。

③寒热错杂

证候：低热，关节灼热疼痛，或有红肿，形寒肢凉，阴雨天疼痛加重。得温则舒，舌红，苔白，脉弦细或数。

治法：祛风散寒，清热化湿。

方药：桂枝芍药知母汤加减。

如关节红肿热痛明显者，酌加金银花、蒲公英、板蓝根以清热解毒；如畏寒明显者，酌加生黄芪、川乌头以固表散寒。

（2）缓解期

①痰瘀互结，经脉痹阻

证候：关节漫肿日久，肌肉关节刺痛，固定不移，或关节肌肤紫黯，肿胀，按之稍硬，或关节僵硬变形，屈伸不利，舌质紫暗，苔白腻或黄腻，脉细涩或细滑。

治法：活血化瘀，祛痰通络。

方药：身痛逐瘀汤合指迷茯苓丸加减。

痰瘀不散，疼痛不已者，加炮穿山甲、白花蛇、全蝎、蜈蚣、地龙等以搜剔络道；痰瘀痹阻损伤正气，而出现神疲乏力、面色无华者，加黄芪、党参益气扶正；痰瘀化热者，加忍冬藤、牡丹皮清热化痰。

②肝肾亏损，邪痹筋骨

证候：病久关节肿胀疼痛或酸痛或灼热疼痛，屈伸不利，形瘦骨立，腰膝酸软，伴有头晕耳鸣，盗汗，失眠。舌红，少苔，脉细数。

治法：滋益肝肾，补气血，祛风湿，通经络。

方药：独活寄生汤加减。

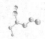

肾虚严重者加用补骨脂、骨碎补、淫羊藿；寒甚者，加用制附子、干姜；肢体僵屈者，加用白僵蚕、木瓜、生薏仁。

2.中成药治疗

在临床上可根据辨证选用中成药，如益肾蠲痹丸、雷公藤多苷、火把花根、昆仙胶囊、白芍总苷、痹祺胶囊等中成药治疗。

3.外治法

（1）"马钱子散"贴敷。马钱子9g，乳香9g，麻黄12g，透骨草30g，细辛10g，甘草9g。上药研粉，用时将药粉用香油调成糊状，敷于患处，然后用纱布或塑料布等物覆盖，以绷带固定，每次敷药约24h，3次为1个疗程。

（2）"四黄水蜜"外敷。黄连、黄柏、黄芩、大黄，上药研粉，用蜂蜜调敷，每次根据肿痛大小，用50g、100g、150g或者200g敷患处，每日1次，每次4h，有明显的消肿止痛作用。

（3）外搽疗法。"痹痛定"外涂：生川乌20g，洋金花2g，闹羊花16g，陆英20g，紫肉桂20g，花椒6g，樟脑3g，为粗末。上药用75%的乙醇溶液300mL，浸泡5~7天，过滤去渣棉签蘸药液涂患处，每日2次。

（4）熏洗疗法。"八仙逍遥汤"熏洗：治风寒湿浸于筋骨血肉、肌体酸痛诸症。防风、荆芥、川芎、甘草各一钱，当归（酒洗）、黄柏各二钱，苍术、牡丹皮、川椒各三钱，苦参五钱。共合一处装白布袋内，扎口，水熬开，熏洗患处。

（5）热敷疗法。"寒湿痹痛方"热敷：干姜60g，干辣椒30g，乌头20g，木瓜25g，水2000mL。将上药放水中煮30~40min。将煎好的药趁热熏患处，以后将药汁倒出，用干净毛巾蘸药汁热敷患处。如此反复2~3次，每日早、晚各1次。

（二）西医治疗

RA治疗的目的在于控制病情，改善关节功能和预后。应强调早期治疗、联合用药和个体化治疗的原则，尽量减少致残。

1.非甾体抗感染药（NSAIDs）

通过抑制环氧化酶活性，减少前列腺素合成，起到抗感染、镇痛、退热、消肿作用。常用药物包括塞来昔布、双氯芬酸、依托考昔、美洛昔康等。其中，

COX-2选择性NSAIDs（如塞来昔布）胃肠道不良反应较小，但存在潜在的心血管问题。该类药物需个体化应用，联合用药不增加疗效，而不良反应明显增加，主要不良反应为胃肠道和肾损伤。NSAIDs不能控制病情发展，应与改善病情药合用。

2.改善病情抗风湿药

该类药物起效较慢，起到控制病情目的，大部分有肝损伤、骨髓抑制等副作用，服药初期需定时监测。

（1）甲氨蝶呤（MTX）。7.5～15mg，每周1次，口服、静脉注射、肌内注射均可。4～6周起效，6个月左右疗效最明显，起效后可减少剂量维持用药。主要不良反应为胃肠道、白细胞及血小板减少、口炎、肝损伤、皮疹等。

（2）来氟米特（LEF）。10～20mg，每日1次，口服。与MTX有协同作用，常联合使用。主要不良反应为肝损伤、皮疹、脱发和一过性白细胞下降等。孕妇禁服。

（3）其他。例如，环孢素、羟氯喹、柳氮磺吡啶等药物。

3.生物制剂

生物制剂可迅速控制炎症，阻止骨侵蚀进展，胃肠道、肝肾不良反应。缺点是费用昂贵、增加感染风险，活动性乙肝及结核为禁忌证。生物制剂包括以下几种：

（1）抗肿瘤坏死因子-α（TNF-α）制剂。TNF-α的单克隆抗体英夫利昔单抗、阿达木单抗，可溶性TNF-α受体融合蛋白依那西普、益赛普等。

（2）白细胞介素抑制剂。它包括白细胞介素1阻断剂阿那白滞素、白细胞介素6受体抗体托珠单抗。

（3）CD$_{20}$抗体。抗TNF-α制剂无效者可选用。

4.糖皮质激素

糖皮质激素能迅速缓解关节疼痛、肿胀，适应证包括NSAID不耐受的RA起始治疗、难治性的RA、严重单关节炎（关节腔注射）、RA合并血管炎等关节外表现。主张小剂量应用（7.5～10mg/d），尽量短期应用（不超过2年），使用期间注意补充钙和维生素D。关节腔激素注射一年不超过3次。

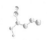

第二节　系统性红斑狼疮

系统性红斑狼疮（systemic lupus erythematosus，SLE）是以多系统、多脏器损害伴多种自身抗体为特征的全身性自身免疫性疾病。本病病程以病情缓解与急性发作交替为特点。

一、临床表现

本病多见于女性，尤以女青年为多，临床表现比较复杂。SLE好发于生育年龄女性，多见于15～45岁年龄段，女：男为（7～9）：1。在美国多地区的流行病学调查报告，SLE的患病率为（14.6～122）/10万人；我国大样本的一次性调查（>3万人）显示SLE的患病率为70/10万人，妇女中则高达113/10万人。SLE临床表现复杂多样。多数呈隐匿起病，开始仅累及1～2个系统，表现轻度的关节炎、皮疹、隐匿性肾炎、血小板减少性紫癜等；部分患者长期稳定在亚临床状态或轻型狼疮，部分患者可由轻型突然变为重症狼疮，更多的则由轻型逐渐出现多系统损害；也有一些患者起病时就累及多个系统，甚至表现为狼疮危象。SLE的自然病程多表现为病情的加重与缓解交替。

（一）SLE常见临床表现

鼻梁和双颧颊部呈蝶形分布的红斑是SLE特征性的改变，SLE的皮肤损害包括光敏感、脱发、手足掌面和甲周红斑、盘状红斑、结节性红斑、脂膜炎、网状青斑、雷诺现象等。SLE口或鼻黏膜溃疡常见。对称性多关节疼痛、肿胀，通常不引起骨质破坏。发热、疲乏是SLE常见的全身症状。

1.全身表现

SLE的全身表现缺乏特异性，包括发热、乏力、体重减轻等。在病程中约有80%的患者出现发热，其中多数为高热，体温可持续在39℃，也可为间歇性发热；少数患者出现低热。发热常为自限性，年龄越轻，发热的频率越高，程度也越重。但SLE患者容易合并感染，出现发热时应常规检查有无感染。有80%～100%的SLE患者病程早期出现乏力症状，可早于皮损、关节肿痛等症状，一般为中度乏力，有些患者诉说严重乏力。有60%～70%的患者出现体重下降，通常伴有其他症状，病情恶化前体重可迅速下降。

2.皮肤黏膜表现

（1）颊部红斑。颊部红斑是急性皮肤红斑狼疮的典型表现，也可以作为疾病的首发症状。其特点为在面颊部出现蝶形的水肿性红斑，日光或紫外线照射可以诱发并加重皮损。皮疹最初发生在颊部，逐渐可扩展到鼻梁，一般不累及鼻唇沟，表现为融合成片的红斑，少数可以扩展至整个面部。

（2）盘状红斑。典型的盘状红斑起初表现为扁平或稍隆起的紫红色斑疹或丘疹，皮疹外周出现水肿和色素沉着，而病变中心则色素缺失，毛细血管扩张，萎缩性瘢痕形成，可以融合为较大的、形状不规则的斑块，边缘清晰，表面覆有少至中量的鳞屑。这些早期皮疹通常发展成散在的、边缘清晰的钱币状的红斑，其上黏附着突起的鳞片，可以遮挡住扩张的毛孔。毛孔受累是这种损害的突出特征，剥去覆盖的鳞片可见毛囊内角化栓的突起。盘状红斑多见于面部、头皮、耳、颈部和上肢的伸侧。

（3）亚急性皮肤型红斑狼疮。亚急性皮肤型红斑狼疮是一种介于盘状红斑和急性红斑样皮损之间的皮肤病变。初始表现为红斑性斑疹或丘疹，并逐渐发展成角化过度的鳞屑性丘疹或环状斑块。有典型的光过敏，多见于日光照射部位。

（4）脱发。在SLE患者中，脱发是普遍而有特征性的临床表现，不仅可发生于头发，也可发生于眉毛、睫毛及体毛。脱发一般分为三种类型：一是瘢痕性脱发，见于盘状红斑损害。另外两种分别为弥漫性脱发和狼疮脱发。其中，最常见的是弥漫性脱发。

（5）黏膜损害。SLE患者可以有口腔和鼻腔黏膜受累，黏膜损害在病情恶化时尤为突出。

3.骨关节

90%以上的病例有关节疼痛，有时周围软组织肿胀，有时可呈游走性、多发性，且可呈现红肿热痛，或表现为慢性进行性多发性关节炎，常累及指趾关节。部分病例髋、肩和膝等关节可发生无菌性缺血性骨坏死，股骨头最常累及，其次是肱骨头、胫骨头等，单侧或两侧受累。

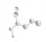

（二）SLE重要脏器累及的表现

1.狼疮肾炎（LN）

50%～70%的SLE患者在病程中会出现临床肾脏受累，肾活检显示几乎所有SLE均有肾脏病理学改变。LN对SLE预后影响甚大，肾衰竭是SLE的主要死亡原因之一。世界卫生组织（WHO）将LN病理分为6型：Ⅰ型为正常或微小病变，Ⅱ型为系膜增殖性，Ⅲ型为局灶节段增殖性，Ⅳ型为弥漫增殖性，Ⅴ型为膜性，Ⅵ型为肾小球硬化性。病理分型对于估计预后和指导治疗有积极的意义，通常Ⅰ型和Ⅱ型预后较好，Ⅳ型和Ⅵ型预后较差。肾脏病理还可提供LN活动性的指标，如肾小球细胞增殖性改变、纤维素样坏死、核碎裂、细胞性新月体、透明栓子、金属环、炎细胞浸润、肾小管间质的炎症等均提示LN活动，而肾小球硬化、纤维性新月体、肾小管萎缩和间质纤维化则是LN慢性指标。

2.神经精神狼疮

轻者仅有偏头痛、性格改变、记忆力减退或轻度认知障碍，重者可表现为脑血管意外、昏迷、癫痫持续状态等。在排除感染、药物等继发因素的情况下，结合影像学、脑脊液、脑电图等检查可诊断神经精神狼疮。以弥漫性的高级皮层功能障碍为表现的神经精神狼疮，多与抗神经元抗体、抗核糖体P蛋白抗体相关。有局灶性神经定位体征的神经精神狼疮，又可进一步分为两种情况：一种伴有抗磷脂抗体阳性，另一种常有全身血管炎表现和明显病情活动，在治疗上应有所侧重。横贯性脊髓炎在SLE不多见，表现为下肢瘫痪或无力伴有病理征阳性。脊髓的磁共振检查有助明确诊断。

3.血液系统表现

贫血和（或）白细胞减少和（或）血小板减少常见。贫血可能为慢性病贫血或肾性贫血。短期内出现重度贫血常是自身免疫性溶血所致，多有网织红细胞升高，抗人球蛋白（Coomb）试验阳性。SLE可出现白细胞减少，但治疗SLE的细胞毒性药物也常引起白细胞减少，需要鉴别。血小板减少与血清中存在抗血小板抗体、抗磷脂抗体及骨髓巨核细胞成熟障碍有关。部分患者在起病初期或疾病活动期伴有淋巴结肿大和（或）脾肿大。

4.心脏、肺部表现

SLE常出现心包炎，表现为心包积液，但心包压塞少见。可有心肌炎、心律失常；重症SLE可伴有心功能不全，提示预后不良。SLE可出现疣状心内膜炎（Libman-Sack心内膜炎），目前临床少见。可有冠状动脉受累，表现为心绞痛和心电图ST-T改变，甚至出现急性心肌梗死。除冠状动脉炎可能参与了发病外，长期使用糖皮质激素加速了动脉粥样硬化和抗磷脂抗体导致动脉血栓形成，可能是冠状动脉病变的另两个主要原因。肺脏方面常出现胸膜炎，如合并胸腔积液，其性质多为渗出液。狼疮性肺炎的放射学特征是阴影分布较广、易变；SLE所引起的肺脏间质性病变主要是处于急性和亚急性期的肺间质磨玻璃样改变和慢性肺间质纤维化，表现为活动后气促、干咳、低氧血症，肺功能检查常显示弥散功能下降。肺动脉高压和弥漫性出血性肺泡炎是SLE重症表现。

5.消化系统表现

SLE可出现肠系膜血管炎、急性胰腺炎、蛋白丢失性肠炎、肝脏损害等。

6.其他表现

SLE重要脏器累及的表现还包括眼部受累，如结膜炎、葡萄膜炎、眼底改变、视神经病变等。SLE常伴有继发性干燥综合征，有外分泌腺受累，表现为口干、眼干，常有血清抗SSB、抗SSA抗体阳性。

二、辅助检查

（一）一般检查

血、尿常规异常。血沉增快、C反应蛋白升高。

（二）自身抗体

1.抗核抗体谱

（1）抗核抗体（ANA）。见于几乎所有的SLE患者。由于它的特异性低，它的阳性不能作为SLE与其他结缔组织病的鉴别。

（2）抗dsDNA抗体。它是诊断SLE的标记抗体之一，多出现在SLE的活动期。

（3）抗ENA抗体

①抗Sm抗体。它是诊断SLE的标记抗体之一。特异性达99%，但敏感性仅25%。有助于早期或不典型患者或回顾性诊断。它不代表疾病活动性。

②抗RNP抗体。其阳性率40%。对SLE诊断特异性不高。往往与SLE的雷诺现象和肌炎相关。

③抗SSA抗体和抗SSB抗体。往往出现在SCLE，SLE合并舍格伦综合征及新生儿红斑狼疮的母亲。

④抗rRNP抗体。血清中出现本抗体代表SLE的活动，同时往往指示有NP狼疮或其他重要内脏的损害。

2.其他

有少数的患者血清中出现类风湿因子、抗中性粒细胞胞浆抗体p-ANCA等。

（三）补体

总补体（CH_{50}）、C_3、C_4低下，尤其是C_3下降是SLE活动的指标之一。

（四）狼疮细胞

活动性患者，阳性率为40%～70%。

（五）梅毒血清试验

2%～15%患者有假阳性反应。

（六）肾活检病理

WHO将狼疮肾炎病理分型为：Ⅰ型：正常或微小病变；Ⅱ型：系膜增生性肾小球肾炎；Ⅲ型：局灶节段性肾小球肾炎；Ⅳ型：弥漫增生性肾小球肾炎；Ⅴ型：膜性肾小球肾炎；Ⅵ型：进展性硬化性肾小球肾炎。

（七）其他

X线及影像学检查等，有助于早期发现器官损害。

三、诊断

目前国内外对系统性红斑狼疮的诊断标准有明确的规定，临床最常用的是美国风湿学会（ARA）1982年修订的系统性红斑狼疮诊断标准，11项标准中符合4项及4项以上者，不论先后或同时出现，均可诊断为SLE。

（1）面部蝶形红斑。遍及颧部或高出皮肤的固定性红斑，常不累及鼻唇沟部位。

（2）红斑。红斑上覆有角质性鳞屑和毛囊栓塞，旧病灶可有萎缩性瘢痕。

（3）光敏感。日光照射引起皮肤过敏。

（4）口腔或鼻腔溃疡。口腔或鼻咽部无痛性溃疡。

（5）关节炎。非侵蚀性关节炎，累及2个或2个以上的周围关节，关节肿痛或渗液。

（6）浆膜炎

①胸膜炎。胸痛、胸膜摩擦音或胸膜渗液。

②心包炎。心电图异常、心包摩擦音或心包渗液。

（7）肾脏病变

①蛋白尿＞0.5g/d或＞＋＋＋。

②管型。可为红细胞、血红蛋白、颗粒管型或混合型管型。

（8）神经系统异常

①抽搐。非药物或代谢紊乱，如尿毒症、酮症酸中毒或电解质紊乱所致。

②精神病。非药物或代谢紊乱，如尿毒症、酮症酸中毒或电解质紊乱所致。

（9）血液异常

①溶血性贫血伴网织红细胞增多。

②白细胞减少，$<4 \times 10^9$/L（4000/mm^3）。

③淋巴细胞减少，$<15 \times 10^9$/L（1500/mm^3）。

④血小板减少，$<10 \times 10^9$/L（1000/mm^3）（排除药物所致）。

（10）免疫学异常

①LE细胞（＋）。

②抗ds-DNA抗体（＋）。

③抗Sm抗体（＋）。

④梅毒血清试验假阳性。

（11）抗核抗体。免疫荧光抗核抗体滴度异常或相当于该法的其他试验滴度异常，排除了药物诱导的"狼疮综合征"。

该分类标准的11项中，符合4项或4项以上者，在排除感染、肿瘤和其他结缔组织病后，可诊断SLE。其敏感性和特异性分别为95％和85％。需强调的是，患者病情的初始或许不具备分类标准中的4条，随着病情的进展方出现其他项目的表现。11条分类标准中，免疫学异常和高滴度抗核抗体更具有诊断意义。一旦患者免疫学异常，即使临床诊断不够条件，也应密切随访，以便尽早作出诊断和及时治疗。

2009年ACR会议上SLICC对于ACR-SLE分类标准提出修订。

临床分类标准：

（1）急性或亚急性皮肤狼疮表现。

（2）慢性皮肤狼疮表现。

（3）口腔或鼻咽部溃疡。

（4）非瘢痕性秃发。

（5）炎性滑膜炎，并可观察到2个或更多的外周关节有肿胀或压痛，伴有晨僵。

（6）浆膜炎。

（7）肾脏病变。24h尿蛋白＞0.5g或出现红细胞管型。

（8）神经病变。癫痫发作或精神病，多发性单神经炎，脊髓炎，外周或脑神经病变，脑炎。

（9）溶血性贫血。

（10）白细胞减少（至少1次细胞计＜4000mm^{-3}）或淋巴细胞减少（至少1次细胞计数＜1000mm^{-3}）。

（11）血小板减少症（至少1次细胞计数＜100000mm^{-3}）。

免疫学标准：

（1）ANA滴度高于实验室参照标准（LRR）。

（2）抗ds-DNA抗体滴度高于LRR（排除ELISA法测：需两次高于LRR）。

（3）抗Sm抗体阳性。

（4）抗磷脂抗体。狼疮抗凝物阳性，梅毒血清试验假阳性，抗心磷脂抗体是正常水平的2倍以上或抗β2-糖蛋白1中度以上滴度升高。

（5）补体减低，如C_3、C_4、CH_{50}。

（6）无溶血性贫血，但Coombs试验阳性。

确诊条件：

①肾脏病理证实为狼疮肾炎并伴有ANA或抗ds-DNA抗体阳性。

②以上临床及免疫指标中有4条以上标准符合（其中至少包含1个临床指标和1个免疫学指标）。该标准敏感性为94%，特异性为92%。

四、鉴别诊断

（一）类风湿关节炎（RA）

两者都有多关节的肿胀，但RA多有晨僵。X线检查可见关节间隙变窄和骨侵蚀等改变，而SLE不损害骨关节；RA肾脏损害少见且较轻，而SLE肾脏损害多见。

（二）心包炎与心肌炎

以浆膜炎为突出表现的SLE易被误诊为病毒性心肌炎或心包炎。需反复检测抗核抗体、抗ds-DNA、抗Sm抗体，必要时抽吸浆膜腔积液进行检测。

（三）原发性血小板减少性紫癜

部分SLE血液系统异常比较突出，贫血、白细胞减少、血小板减少，且伴发血管炎，酷似原发性血小板减少性紫癜，需进一步做血清标记抗体检测和骨髓检查，以资鉴别。

（四）肾病综合征与肾小球肾炎

肾病综合征与肾小球肾炎是SLE最常见的临床表现之一。但部分SLE发病初期仅有肾炎表现，而无SLE其他表现，此时需进一步做血清标记物，甚至肾脏活检以鉴别。

五、药物治疗

目前多采用综合治疗，以尽早控制病情，缓解症状，延缓疾病发展及多系统损害。

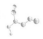

（一）中医治疗

本病发生根源在于脏腑阴阳失调，以肝肾亏损为主，加之以血热、瘀热相互交阻，日久阴损及阳，致阴阳两虚。慢性活动期，以阴虚内热最为常见。阴虚内热易为外邪所诱发而急性发作。急性发作期，以气营热盛证为主，待高热退下后，渐向阴虚内热转化。狼疮性肾炎的中晚期伴有低蛋白血症、肾性高血压、肾功能不全者，常由阴虚内热转为脾肾两虚、气阴两虚。

1.辨证论治

（1）气营热盛

证候：高热、不恶寒，满面红赤，皮肤红斑鲜红，或鼻衄，肌衄，或见神昏谵语，咽干，口渴喜冷饮，尿赤而少，关节疼痛，舌红绛，苔黄，脉滑数或洪数。

治法：清热解毒，凉血化斑。

方药：清瘟败毒饮加减。

生地、赤芍、丹皮、连翘、栀子、黄连、生石膏、玄参、水牛角、甘草。

加减：神昏谵语者，加安宫牛黄丸或紫雪丹以清热解毒，开窍醒神；鼻衄、肌衄者，加侧柏叶、生地榆、三七粉凉血止血。

（2）阴虚内热

证候：长期低热，手足心热，面色潮红而有紫暗斑片，口干咽痛，渴喜冷饮，目赤齿衄，关节肿痛，腰膝酸痛，烦躁不寐，五心烦热，夜寐不安，舌红少苔，或苔薄黄，脉细数。

治法：养阴清热。

方药：玉女煎合增液汤加减。

石膏、熟地、麦冬、知母、牛膝、玄参。

加减：腰膝酸痛者，加山萸肉、牛膝以补肾壮腰；盗汗、五心烦热者，加黄柏、牡蛎清热止汗；夜寐不安者，加炒枣仁、夜交藤、珍珠母等以养心安神。

（3）热郁积饮

证候：胸闷胸痛，心悸怔忡，时有微热，咽干口渴，烦热不安，红斑皮疹，舌红，苔厚腻，脉滑数、濡数，偶有结代。

治法：清热蠲饮。

方药：葶苈大枣泻肺汤和泻白散加减。

葶苈子、大枣、地骨皮、桑白皮、甘草。

加减：咳嗽咳痰者可加浙贝、杏仁、桑白皮等，咳血者加仙鹤草、白及。

（4）瘀热痹阻

证候：手足斑点累累，斑疹斑块暗红，两手白紫相继，两腿青斑如网，脱发、口糜、口疮、鼻衄、肌衄、关节肿痛，月经延期，小便短赤，有蛋白血尿，低热或自觉烘热，烦躁多怒，舌红苔薄，舌光红带刺或有瘀斑，脉细弦或涩数。

治法：清热凉血，活血散瘀。

方药：犀角地黄汤加减。

水牛角、生地、赤芍、丹皮。

加减：关节肿胀明显者，加生薏米、茯苓以除湿消肿；发热者加金银花、连翘、蒲公英、板蓝根以清热解毒；皮疹紫暗或伴发肢端凉紫者，加丹参、鸡血藤、泽兰等以通经活络、化瘀消斑。

（5）脾肾两虚

证候：面色萎黄，神疲倦怠，颜面及四肢浮肿，尤以双下肢为甚，腰膝酸软，形寒肢冷，时而午后烘热，腹胀，食少，口干，小便短少。严重者可出现悬饮，尿闭，胸憋气促，不能平卧，喘咳痰鸣或腹大如鼓，心悸气促，舌体胖嫩、质淡，苔薄白，脉沉细弱。

治法：滋肾填精，健脾行水。

方药：济生肾气丸加减。

熟地、山茱萸、山药、泽泻、茯苓、丹皮、制附子、桂枝、牛膝、车前子。

加减：全身肿胀明显者，加猪苓、赤小豆、萆薢行水消肿；悬饮咳喘者，加炙麻黄、葶苈子、白芥子以宣肺泻水平喘；尿少、尿闭者，加淫羊藿、肉桂末以温阳化气行水。

（6）气阴两虚

证候：全身乏力，纳呆，精神萎靡，心悸，气短，活动后加重，腰脊酸痛，脱发，口干，经常恶风怕冷，自汗盗汗，大便燥结。舌淡或舌质红，苔薄白，脉细弱或细数。

治法：益气养阴。

方药：生脉散合增液汤、补中益气汤加减。

党参、麦冬、五味子、生地、玄参、黄芪、白术、陈皮、当归。

加减：恶风怕冷、自汗盗汗者，加牡蛎、浮小麦、麻黄根以敛汗止汗；腰脊酸痛、脱发者，加牛膝、菟丝子、金狗脊以补肝肾、强腰脊、止脱发；心慌气短、脉细弱者，可合用炙甘草汤以助心阳、补心阴。

（7）脑虚瘀热

证候：病情危笃，身灼热，肢厥，甚至抽搐，神昏谵语，或昏愦不语，或痰壅气粗，或见两目上视或直视，舌謇，舌色红绛，脉细数，或见大汗淋漓，脉微欲绝。

治法：清心开窍。

方药：清宫汤送服或鼻饲安宫牛黄丸或至宝丹加减。

水牛角、元参、莲子心、竹叶心、卷心、连翘心、麦冬。

加减：肢体抽搐可加僵蚕、蜈蚣、全蝎止痉；大汗淋漓，脉微欲绝者，可急煎红参或白参以益气回阳固脱，也可用参附龙牡汤或参附注射液抢救治疗。

（8）瘀热伤肝

证候：低热绵绵，口苦，纳呆，两胁胀痛或刺痛，胸膈痞满，女性月经提前，经血紫暗带块，烦躁易怒，或黄疸，皮肤红斑、瘀斑，舌质紫暗或有瘀斑、瘀点，脉弦。

治法：舒肝清热，凉血活血。

方药：柴胡疏肝散合茵陈蒿汤加减。

柴胡、白芍、川芎、枳壳、陈皮、香附、茵陈、栀子、大黄。

加减：黄疸者，加半枝莲、垂盆草等以清热利胆退黄；肌肤发斑者，加茜草、白茅根、生地榆以凉血止血。

2.中成药治疗

本病在临床中可结合中医辨证，选用中成药如雷公藤多苷片、火把花根片等。

3.外治法

（1）中药熏洗。生地、元参、黄芩、石膏、知母、紫草、赤芍、丹参、栀子、地骨皮、丹皮、甘草、泽泻、猪苓，共合一处装白布袋内，扎口，水熬开，熏洗患处，治疗肢体关节发热肿胀甚者。

（2）中药外敷。"四黄水蜜"外敷：黄连、黄柏、黄芩、大黄，上药研粉，用蜂蜜调敷，每次根据肿痛大小，用50g、100g、150g或者200g敷患处，每日1次，每次4h，有明显的消肿止痛作用，尤其对关节红肿热痛者效佳。

其他还有针灸、穴位封闭、按摩等外治法，可在临床上辨证选用。

（二）西医治疗

目前西医还没有根治的办法，但恰当的治疗可以使大多数患者达到病情缓解。强调早期诊断和早期治疗，以避免或延缓不可逆的组织脏器的病理损害。SLE是一种高度异质性的疾病，临床医生应根据病情的轻重程度，掌握好治疗的风险与效益之比，既要清楚药物的不良反应，又要明白药物给患者带来的生机。

1.一般治疗

（1）避免日晒。SLE有光过敏症状，紫外线、红外线、热及荧光都可引起SLE发作而使病情加重，故而患者应避免日晒。特别是在夏季阳光较强的时间，外出时应使用遮阳帽或遮阳伞，并可使用遮光剂。

（2）饮食。SLE患者应给予平衡、健康、营养的膳食。紫苜蓿的芽和所有豆荚都含有L-刀豆氨酸，L-刀豆氨酸能增强自身免疫性疾病患者的炎症反应，因此过多服用紫苜蓿类食物可能诱发SLE病情活动。对SLE患者，不主张过度补充某些特殊的维生素，但特殊情况下，如合并贫血时，服用维生素B_{12}和叶酸可纠正贫血，维生素D可预防和治疗SLE患者因服用糖皮质激素而导致的骨质疏松。

（3）吸烟。吸烟不利于病情恢复，甚至加重病情。烟草中含有肼，可能加重皮疹。另外，吸烟也可加重雷诺现象和血管病变，使血管硬化和狭窄更易出现。因此，SLE患者应禁止吸烟。

（4）休息与锻炼。在急性活动期患者应以休息为主，但并不意味着完全卧床休息。绝对的卧床休息会加重乏力，同时引起骨质疏松、肌肉废用及肌肉萎缩等。而在缓解期可进行适合于自己、循序渐进的身体锻炼。

2.药物治疗

（1）糖皮质激素。糖皮质激素是目前为止治疗SLE主要的药物，有强大的抗感染和免疫抑制作用。常用泼尼松小剂量<20mg/d，中剂量20～40mg/d，大剂量40～120mg/d。对轻症患者初次用药应尽可能以小剂量开始，如有效，可于

1～3周后开始减量。重症患者应及早给予足够剂量、足够疗程，尤其是合并狼疮肾炎、狼疮脑病时更要使用大剂量激素冲击疗法，即以甲泼尼松龙500～1000mg加入100～200mL生理盐水中，于1h内静脉滴注，连续3天为1个疗程，可获得迅速而显著的近期疗效，之后继续口服泼尼松维持。当病情得到改善后，一般于4～6周后开始减量。减量以先快后慢为原则，直至减至最小维持量。

糖皮质激素不良反应有向心性肥胖、皮肤变薄、血糖增高、血脂增高、高血压、诱发感染、诱发和加重溃疡、股骨头无菌性坏死、骨质疏松及病理性骨折等。减少激素的不良反应的措施有：

①晨起一次顿服。

②加服保护胃黏膜药物。

③使用短效激素，如泼尼松。

④同时使用钙剂及维生素D。

⑤适度增加运动。

（2）非甾体类抗感染药（NSAIDs）。其主要作用为抗感染、止痛和退热，为对症治疗，无免疫抑制作用，不能控制自身免疫反应的进展。其主要用于治疗SLE的发热和关节炎，其选药及用法用量可参考类风湿性关节炎。此类药物不良反应主要有：

①胃肠道症状。此类药物本身对胃肠道有直接的刺激作用，加上影响前列腺素的合成，黏膜保护机制受到破坏，故而容易出现胃肠道黏膜糜烂、溃疡，乃至出血，症状有恶心、呕吐、黑便和消化道出血。为减轻或防止对胃肠道的不良反应，可嘱患者餐后服药，以减少对胃黏膜的刺激。

②肾毒性。老年人及肾功能减退是此类药物引起肾脏不良反应的危险因素。NSAIDs可以抑制肾内具有扩血管作用的前列腺素，使肾内血液减少而受损。

③抗凝作用。NSAIDs抑制血小板的COX-1，从而抑制血栓素A_2的合成，影响血小板的聚集。

④肝毒性。NSAIDs可以使转氨酶升高，但大多较轻。

⑤其他。皮疹、哮喘也可以发生。NSAIDs可以对骨髓产生抑制，从而引起粒细胞缺乏和再生障碍性贫血，这种不良反应可以是致命的，但不多见。

（3）抗疟药。抗疟药有多种作用，如可结合黑色素阻断紫外线的吸收、抗感染及具有免疫抑制作用等。抗疟药可作为治疗SLE的基本用药，是较安全的药物，对于SLE患者的各种皮损（特别是盘状红斑）、关节痛、关节炎、口腔溃疡和乏力有效。在SLE病情得到控制，且激素减至维持量或停用时，仍可用抗疟药作为维持用药。因氯喹不良反应较大，现多使用羟氯喹，常用量为0.1～0.4g/d，分1～2次服用。一般在常规剂量下极少出现不良反应，但加大剂量或长期使用时应注意有无视网膜损害，可3个月左右复查眼底1次。

（4）环磷酰胺。环磷酰胺是主要作用于S期的细胞周期非特异性烷化剂，通过影响DNA合成发挥细胞毒作用。其对体液免疫的抑制作用较强。它能抑制B细胞增殖和抗体生成，且抑制作用较持久，是治疗重症SLE的有效的药物之一。尤其是在LN和血管炎的患者中，环磷酰胺与激素联合治疗能有效地诱导疾病缓解，阻止和逆转病变的发展，改善远期预后。该药在临床上使用较为灵活。目前普遍采用的标准环磷酰胺冲击疗法是：0.5～1.0g/m²体表面积，加入生理盐水250mL中静脉滴注，每3～4周1次。由于各人对环磷酰胺的敏感性存在个体差异，年龄、病情、病程和体质使其对药物的耐受性有所区别，所以在治疗时应根据患者的具体情况，掌握好剂量、冲击间隔期和疗程，既要达到疗效，又要避免不良反应。白细胞计数对指导环磷酰胺治疗有重要意义，治疗中应注意避免导致白细胞过低，一般要求白细胞低谷数≥3.0×10^9/L。环磷酰胺冲击治疗对白细胞影响有一定规律，一次大剂量环磷酰胺进入体内，第3天左右白细胞开始下降，7～14天至低谷，之后白细胞逐渐上升，至21天左右恢复正常。对于间隔期少于3周者，应更密切注意血常规监测。大剂量冲击前需查血常规。除白细胞减少和诱发感染外，环磷酰胺冲击治疗的不良反应包括性腺抑制（尤其是女性的卵巢功能衰竭）、胃肠道反应、脱发、肝功能损害，少见远期致癌作用（主要是淋巴瘤等血液系统肿瘤）、出血性膀胱炎、膀胱纤维化和长期口服而导致的膀胱癌。

（5）霉酚酸酯（MMF）。霉酚酸酯为次黄嘌呤单核苷酸脱氢酶抑制剂，可抑制嘌呤从头合成途径，从而抑制淋巴细胞活化。治疗LN有效，能够有效地控制IV型LN活动；其不良反应总体低于环磷酰胺，但尚不能替代环磷酰胺。其常用剂量为1～2g/d，分2次口服。值得注意的是，随着MMF剂量的增加，感染风险也随之增加。

（6）环孢素。环孢素可特异性抑制T淋巴细胞产生白细胞介素（IL-2），发挥选择性细胞免疫抑制作用，是一种非细胞毒免疫抑制剂。对LN（特别是V型

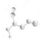

LN）有效，环孢素剂量为3～5mg/（kg·d），分2次口服。用药期间注意肝肾功能及高血压、高尿酸血症、高血钾等，有条件者应测血药浓度，调整剂量；血肌酐较用药前升高30%，需要减药或停药。环孢素总体疗效不如环磷酰胺冲击疗法，对血液系统累及的治疗有其优势。

（7）甲氨蝶呤。甲氨蝶呤为二氢叶酸还原酶拮抗剂，通过抑制核酸的合成发挥细胞毒作用。剂量为7.5～15mg，每周1次。主要用于关节炎、肌炎、浆膜炎和皮肤损害为主的SLE。其不良反应有胃肠道反应、口腔黏膜糜烂、肝功能损害、骨髓抑制，偶见甲氨蝶呤导致的肺炎和肺纤维化。

（8）硫唑嘌呤。硫唑嘌呤为嘌呤类似物，可通过抑制DNA合成发挥淋巴细胞的细胞毒作用。用法为1～2.5mg/（kg·d），常用剂量为50～100mg/d。不良反应包括骨髓抑制、胃肠道反应、肝功能损害等。少数对硫唑嘌呤极敏感者用药短期就可出现严重脱发和造血危象，引起严重粒细胞和血小板缺乏症，轻者停药后血常规多在2～3周内恢复正常，重者则需按粒细胞缺乏或急性再生障碍性贫血处理，以后不宜再用。

（9）沙利度胺。该药对抗疟药不敏感的顽固性皮损可选择，常用量为50～100mg/d，1年内有生育意向的患者忌用。

参考文献

[1]叶晓芬，金美玲.呼吸系统疾病药物治疗经典病例解析[M].上海：复旦大学出版社，2021.

[2]徐斑.呼吸系统疾病合并常见慢性病治疗药物处方集[M].成都：四川大学出版社，2021.

[3]马雨霞.临床呼吸系统疾病诊疗规范[M].北京：中国纺织出版社，2021.

[4]周素贞.现代疾病中医特色诊疗学[M].开封：河南大学出版社，2021.

[5]金琦.内科临床诊断与治疗要点[M].北京：中国纺织出版社，2021.

[6]韩英.心血管疾病诊疗进展[M].沈阳：辽宁科学技术出版社，2021.

[7]袁鹏.常见心血管内科疾病的诊断与防治[M].开封：河南大学出版社，2021.

[8]胡春荣.神经内科常见疾病诊疗要点[M].北京：中国纺织出版社，2022.

[9]高媛媛.神经内科常见疾病检查与治疗[M].哈尔滨：黑龙江科学技术出版社，2021.

[10]王为光.现代内科疾病临床诊疗[M].北京：中国纺织出版社，2021.

[11]马立兴，张诒凤，王超颖.消化内科诊疗常规[M].哈尔滨：黑龙江科学技术出版社，2022.

[12]焉鹏.消化内科疑难病例解析[M].济南：山东科学技术出版社，2022.

[13]薛慧.临床血液系统疾病综合诊治[M].赤峰：内蒙古科学技术出版社，2021.

[14]赵春妮，罗庆东.中医学[M].北京：人民卫生出版社，2020.

[15]张文海，李丽，徐立娜.中医内科常见病诊疗与康复[M].哈尔滨：黑龙江科学技术出版社，2021.

[16]谢海波.中医内科病诊疗与处方[M].北京：化学工业出版社，2021.

[17]王宏丽，宋艳霞，刘海忠.实用中西药物临床应用[M].北京：科学技术文献出版社，2021.

[18]高月求.慢性肝病中西医治疗学[M].上海：上海科学技术文献出版社，2019.

[19]徐砚花，贾辰泽，王琳.临床中西医药物应用[M].长春：吉林科学技术出版社，2021.